国家出版基金项目
NATIONAL PUBLICATION FOUNDATION

路志正医学丛书

总主编　路志正

# 包钢医院日记

## 中西医合作病案实录


编　　著　路志正

整　　理　杨凤珍

学术秘书　路喜善　杨凤珍　路　洁



人民卫生出版社

**图书在版编目（CIP）数据**

包钢医院日记 / 路志正编著. —北京：人民卫生出版社，2017
（路志正医学丛书）
ISBN 978-7-117-25775-6

Ⅰ. ①包… Ⅱ. ①路… Ⅲ. ①中医学 - 文集 Ⅳ. ①R2-53

中国版本图书馆 CIP 数据核字（2017）第 312206 号



路志正医学丛书
**包钢医院日记**
**中西医合作病案实录**

---

**编　　著**：路志正
**出版发行**：人民卫生出版社（中继线 010-59780011）
**地　　址**：北京市朝阳区潘家园南里 19 号
**邮　　编**：100021
**E - mail**：pmph @ pmph.com
**购书热线**：010-59787592　010-59787584　010-65264830
**印　　刷**：北京画中画印刷有限公司
**经　　销**：新华书店
**开　　本**：710 × 1000　1/16　**印张**：8　**插页**：32
**字　　数**：108 千字
**版　　次**：2018 年 1 月第 1 版　2018 年 6 月第 1 版第 2 次印刷
**标准书号**：ISBN 978-7-117-25775-6/R · 25776
**定　　价**：65.00 元
**打击盗版举报电话：010-59787491　E-mail：WQ @ pmph.com**
（凡属印装质量问题请与本社市场营销中心联系退换）

《路志正医学丛书》

# 编委会

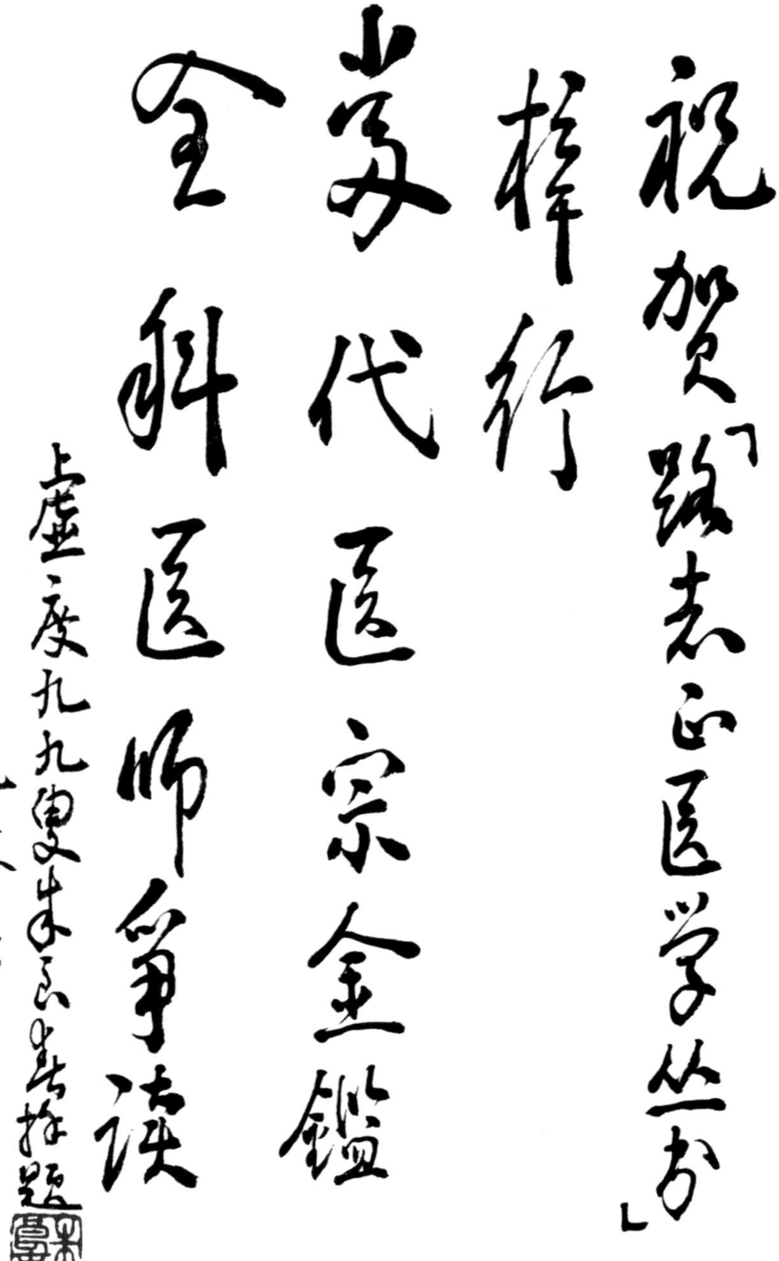


图 1

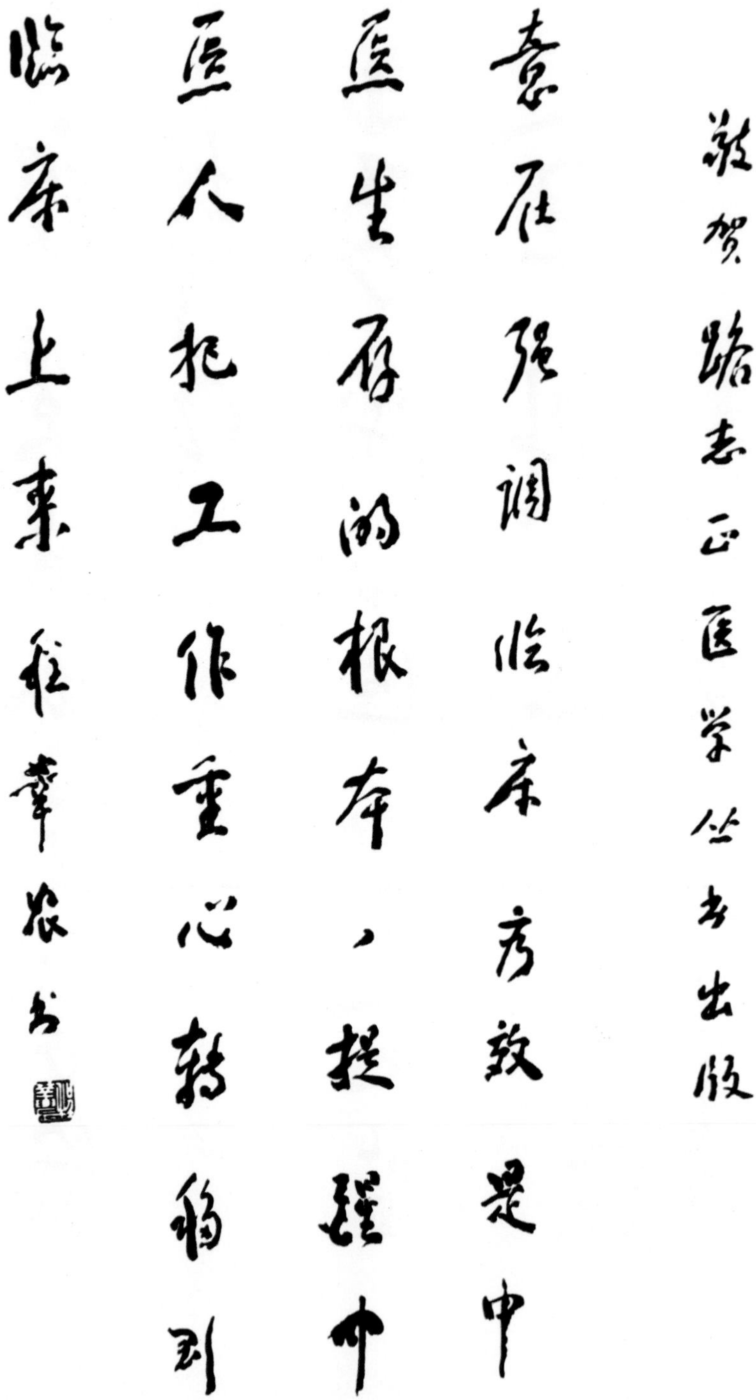

敬贺路志正医学丛书出版
意在强调临床疗效是中
医生存的根本，提醒中
医人把工作重心转移到
临床上来
程莘农书


图2

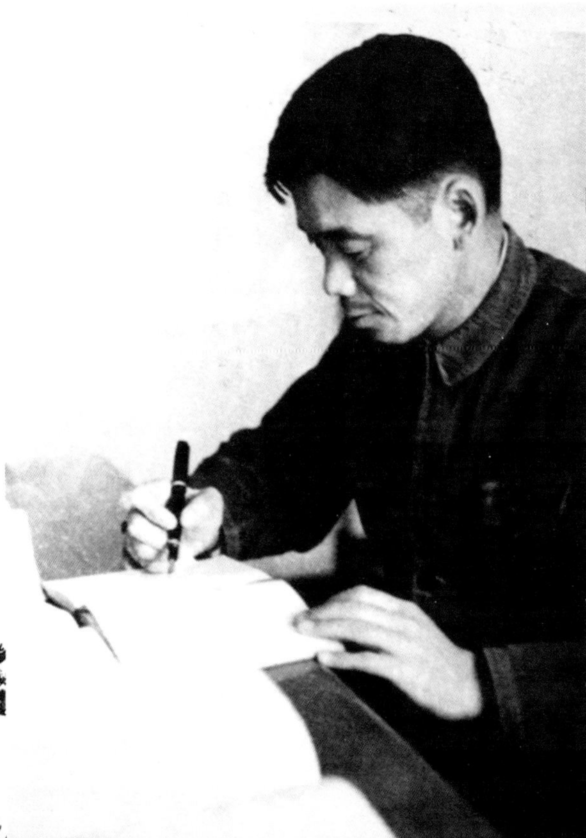

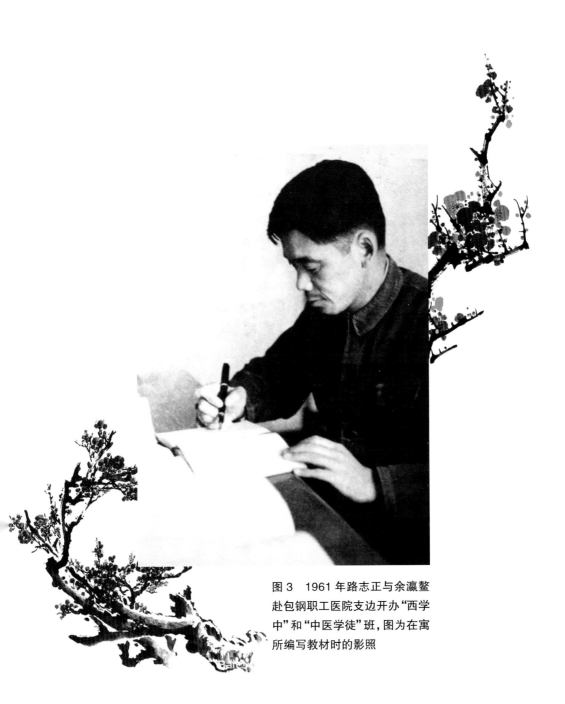

图3　1961年路志正与余瀛鳌赴包钢职工医院支边开办“西学中”和“中医学徒”班，图为在寓所编写教材时的影照

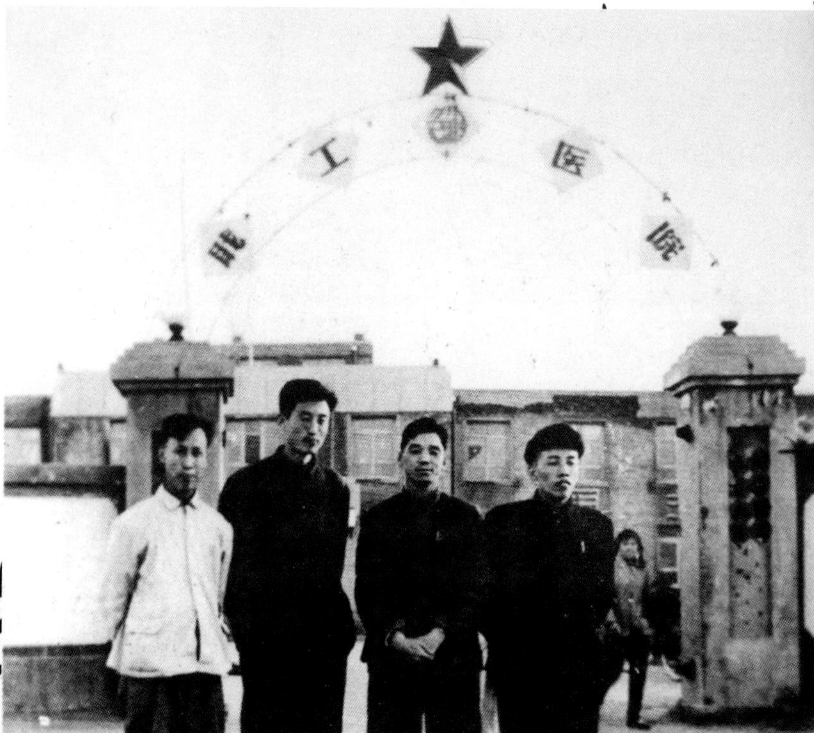


图4　1960年1月~1961年12月赴包钢职工医院支边开展中医医疗与培训右二为路志正、右一为余瀛鳌

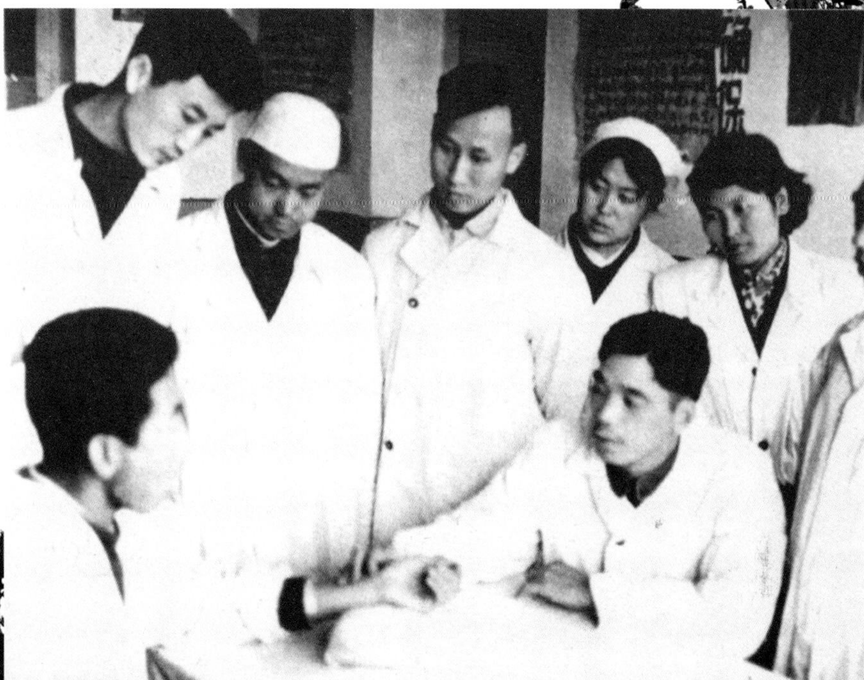

图 5　1961 年，在包钢职工医院带教“西学中”和“中医学徒”班学员实习，这些学生或弟子后来成为医院的业务骨干

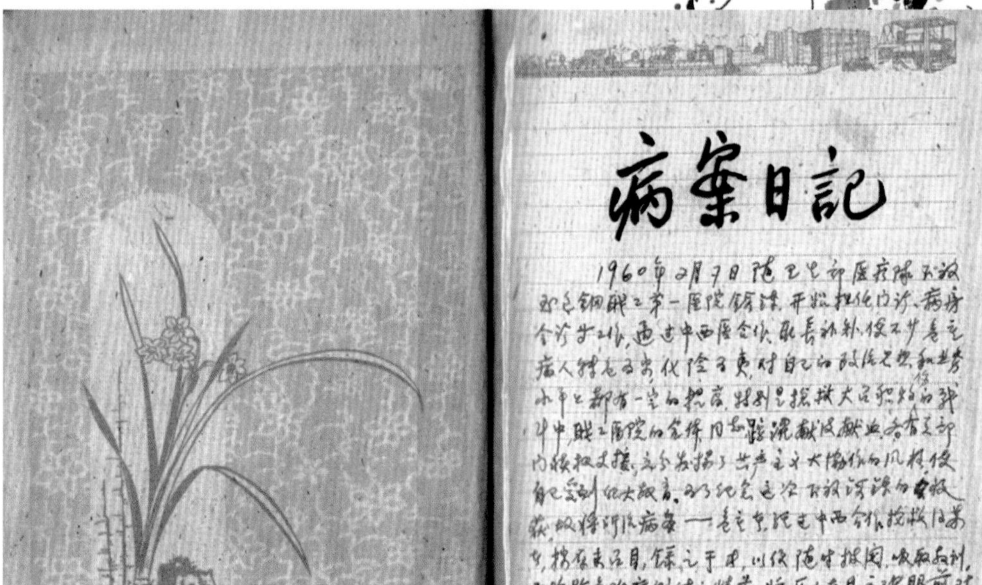


图 6　包钢医院病案日记原貌

# 国医大师路志正教授简介

路志正(1920— ),字子端,号行健,河北藁城人,首届国医大师,首都国医名师,国家级非物质文化遗产传统医药项目代表性传承人,全国名老中医药学术经验继承工作指导老师、师承博士后导师。曾兼任国家中医药管理局中医药工作专家咨询委员会委员、重大科技成果评审委员会委员、中华人民共和国药典委员会顾问、国家食品药品监督管理局新药评审顾问、国家中药品种保护委员会顾问等职,现兼任中华中医药学会风湿病分会终身名誉主任委员、中国医疗保健国际交流促进会中医分会名誉主任委员、太湖世界文化论坛岐黄国医外国政要体验中心主席。连任全国政协第六、七、八届委员,参政议政,建言献策,从“八老上书”以及后来的“五老上书”,殚精竭虑推动中医药事业的继承与发展,奠定了他成为中医智囊及在全国的影响力及号召力。

幼承家学,1939 年毕业于河北中医专科学校,1952 年入卫生部工作,在卫生部的二十多年中,他下乡求证,发掘、推广了许多宝贵的中医经验;他没有门户之见,敬重名家,团结同道,对有一技之长的“民间医”,也是虚心学习,关爱有加。他最早认定中医对乙脑治疗的成果;代表中医界参加血吸虫病的防治;下放支边,在包钢救治铁水烧伤的工人。1973 年重返临床,进入广安门医院,建学科,兴特色,创学会,做科研,抓急症,育英才;出国讲学,把岐黄妙术广布海内外,注重中医药学术研究与传承,为中医学术的发展和中医理论的提高做出了积极的贡献。

杏林耕耘 70 余载,精通内外妇儿,擅治杂病,疗效显著,屡起沉疴，熟稔经典，融会百家，崇尚脾胃学说，依据时代疾病谱改变，铸就“持中央，运四旁，怡情志，调升降，顾润燥，纳化常”之调理脾胃学术思想。独树一帜，从脾胃论治胸痹；与时俱进，发展湿病理论，发明燥痹，研发痹病系列中成药，临床沿用至今；杂合以治，强调心身同调、药食并用、针药兼施、内外合治。

虽值耄耋之年，仍躬耕临床、手不释卷、笃思敏求、笔耕不辍，注重临床经验的整理提高和理论著述。先后主编《实用中医风湿病学》《中医内科急症学》《实用中医心病学》《中国针灸学概要》《路志正医林集腋》《中医湿病证治学》等专著10余部，发表学术论文百余篇，所主持的中医科研工作多次获奖。曾获1994年中国中医科学院中医药科技进步三等奖，1995年国家中医药管理局中医药基础研究二等奖，1997年中国中医研究院中医药科技进步二等奖，1998年度国家中医药管理局中医药基础研究三等奖，2009年中华中医药学会终身成就奖，2013年中国中医学科学院唐氏中医药发展奖，2014年岐黄中医药基金会传承发展奖，2015年中国中医科学院广安门医院终身成就奖，2017年岐黄中医药传承发展奖等。

# 王 序

路志正先生是首届国医大师，从医70余载，精勤不倦，学验俱丰，善于继承，敢于创新，在长期临床实践中，积累了丰富的临床经验和精湛的医技医术，形成了独特的调理脾胃学说和湿病理论，为丰富发展中医药学术做出了贡献。

路老尽管年事已高，仍然辛勤工作在临床一线，视患如亲，对全国各地来的患者总是百问不厌、悉心诊治，对经济困难的患者给予特殊照顾；他甘为人梯、诲人不倦，十分重视年轻人才的培养，是全国老中医药专家学术经验继承工作指导老师，多年来坚持临床带教，言传身教，培养了一批中医药领军人才；他十分关心事业发展，多次与其他老中医药专家一起，为发展中医药事业建言献策，得到了重视和肯定，对中医药工作起到了积极的促进作用，堪为广大中医药工作者学习的楷模。

特别是路老在94岁高龄之际，率领众弟子编著《路志正医学丛书》，全面回顾、系统总结临证经验，为后学传承了宝贵财富，充分体现了他妙手回春的精湛医术、大医精诚的高尚医德、博极医源的治学态度和热爱中医药事业的赤诚情怀，将在中医药学术史上留下浓墨重彩的一笔。在《路志正医学丛书》即将出版之际，我有幸先睹，深为路老老骥伏枥、志在千里的精神所感动，为全书丰富精彩的学术思想和经验所折服，欣然提笔，乐为之序。

2015年3月于北京

# 朱 序

路志正教授，年届九十有四，步履轻健，思维敏捷，精神矍铄，犹有壮容。如此高龄，坚持临证，诊疾疗病，丝毫不乱；工作之余带领众弟子，将其毕生宝贵的学术思想、创新的思维模式、丰富的临床经验，汇集成《路志正医学丛书》，洒洒洋洋三百万字，叹为观止矣！我之与路老，耕耘岐黄术，神交数十年，路老此举，可谓老骥伏枥，壮心不已，利在当代，功在千秋。

先生幼承庭训，19 岁即悬壶故里，因精明强干，新中国成立之初被调入卫生部中医司技术指导科，从事中医药科研技术指导管理 20 余年。先生在知天命之年，到广安门医院，专职从事临床、科研、教学，潜心治学，精研岐黄，由此翻开了新的一页。先生数十年如一日，辛勤耕耘，孜孜不倦，梦寐以求，善于思考，与时俱进，把握机遇，为发现问题明辨之，求解决疑难笃行之，在不断求索、大医精诚的道路上硕果累累、创新不断。

先生从医 70 余载，师古而不泥古，长期的临床实践积累了丰富的临床经验和精湛的医术，形成了自己独具特色的调理脾胃学说和湿病理论，为丰富和发展中医药学术宝库做出了积极贡献。

丛书字里行间透视出先生一身正气，怀仁济世、弘耀岐黄的远高志向；秉行"满招损、谦受益"，虚怀若谷，博采众长的宽阔胸襟；鸡声灯影觅新知，学无止境，勇攀高峰，不断创新的治学方略。正因为此，先生学验俱丰，铸就德高望重的一代大医。

《中医基础讲稿与临证运用》汇集了先生讲授中医基础理论，涵盖内经、难经、伤寒、金匮、温病、针灸等内容，其中精辟见解体现了先生历来强调的中医治病遵循"一针二灸三食四服药"之重要理念。

先生于20世纪50年代初在卫生部工作时,就开展多种流行病调查研究,最早认定中医治疗乙脑成果;参加血吸虫病的中医防治,提出"中医先治腹水,后用西药锑剂杀虫"原则;支边包钢医院,以温病和外科火毒理论为指导论治重症烧伤,中西医合作取得满意疗效。数十年来,先生识病,强调气候、物候、地土方宜,及个人体质、生活方式与发病的关系;主张临证贵知常达变,治病必求其根本,同病异治,异病同治,圆机活法等。如此识病辨证,方可纲举目张,先生治病屡起沉疴。这些充分体现在路志正学术思想、医论、医案、医话等文稿中。

先生认为,内科与专科是博与约的关系,随着时代的进展,既要具备大内科的扎实基础,也需要攻克专科的水平,这样在临床上才可游刃有余。丛书的《路志正风湿病学》阐述了先生论风湿、治风湿、防风湿的独特见解和临证经验;《路志正中医心病学》阐发了先生论治真心痛、肝心痛、脾心痛、胃心痛、肺心痛、胆心痛、肾心痛、心悸、心瘅、心水、心痹、脉痹等心病的理论认识和经验,以及数十年从湿论治冠心病的科研成果贯穿其中。丛书充分论述了路志正脾胃学术思想形成渊源,提出路志正脾胃学说核心思想是:持中央,运四旁,怡情志,调升降,顾润燥,纳化常,通络脉,畅气机。先生根据新脾胃思想制定组方用药的规律与特点,将风类药运用、经方的发展与运用、后世医家脾胃病名方的运用体会、寒温并用的体会、升降相依的运用、润燥结合的方法融合其中。先生将调理脾胃学术思想应用于临床治疗消化病、循环病、神经系统病、老年骨病、肺病、肝病、肾病、肿瘤、风湿免疫病、代谢病(高血压、高血脂、高血糖、高尿酸)等多种疾病,符合临床,切合实用,体现了先生与时俱进、充满创新意识的学术风格。

除了丰富的学术和临证经验外,先生尚有中医发展与管理、教育与传承等方面建言献策。如针对日本小柴胡汤治肝硬化导致死亡事件、马兜铃医疗事故案（国外减肥药——西药加中药，将其毒副作用加于中药马兜铃；国内一高年心肺衰竭患者，因中医处方中有小剂量炙马兜铃，病逝后作为医疗事故），先生都秉执正义，捍卫中医药事业尊严，提出不同意见，直至被法院判为无罪。这些无不体现出他为国家中医药事业而浩然正气、大义凛然的风格。

《路志正医学丛书》充分反映了先生妙手回春的精湛医术、大医精诚的高尚医德、博极医源的治学态度和热爱中医药事业的赤诚情怀。路志正先生是我国中医药界的一面旗帜，为中医药学者树立了一个典范。此丛书面世，实属我国中医药界的一大幸事，有很高的学术价值，不可估量，可歌可贺。读过此书，必将开卷有益，受惠无穷。

书稿既成，即将付梓，先睹为快，爰以为序。

朱良春拜读于师古斋
甲午仲秋

# 颜　序

我与路志正老同庚，相识于20世纪50年代，有颇为相似的人生经历。我出生于中医世家，1939年毕业于上海中国医学院；路老幼承家学，1939年毕业于河北中医学校。我随父亲颜亦鲁老中医学习；路老跟伯父路益修老中医侍诊。1939年路老在河北藁城悬壶济世；1941年我在上海中医执业。20世纪50年代初，我在上海组建联合诊所，后到上海铁路中心医院任中医科主任；路老则在北京中医进修学校学习，后到卫生部中医技术指导科工作。路老中医政务缠身，我则临床诊务繁忙，虽南北相隔，但相互仰慕，鸿雁传书，心息相通。路老在卫生部主管中医学术交流、推广、整理、提高等工作，经常能与全国名家交流。路老每次出差来沪，我们必互相造访，共述衷肠，切磋学术，交流心得，常有“与君一席话，胜读十年书”之感。路老到基层调研，抢救保护北京“捏脊冯”，四平“易筋经拍打疗法”等民间医术；1953年路老参加卫生部抗美援朝医疗队，发现“遗精穴”，收入《针灸经外奇穴图谱》；1955年路老总结鉴定中医治疗流脑的经验，为中医治疗急性传染病提供了典范；1956年路老参加卫生部防治血吸虫病专家组，提出了中医先治腹水、继以西药杀虫的中西医合作治疗晚期血吸虫病肝硬化腹水的方案，挽救了大批患者；1960年路老参加中医研究院包钢医疗队，运用中医温病和外科理论方法，成功抢救大面积钢水灼伤的危重患者。我对路老中医理论的造诣、中医创新的思维、出神入化的医术，极为膺服，不胜感叹。

“文化大革命”内乱中我们共同经历了磨难，改革开放以后中医获得了良好的发展机遇。我们与邓铁涛、任继学、焦树德等十位全国名老中医多次上书中央，提出建设性意见，促进了国家中医药管理机构的改革、中医继承教育的革新，按照中医药特有的规律，解决中医药管理、教育及后继乏人乏术等问题，以繁荣发展中医药大业。20 世纪 90 年代初，我们共同获得国务院政府特殊津贴，共同成为首批全国老中医药专家学术经验继承工作指导老师，为中医药培养高级人才做出了奉献。

我注重中医气血理论，提出“气为百病之长，血为百病之胎”，“久病必有瘀，怪病必有瘀”的学术观点及调气活血为主的“衡法”治则，在中医治则学研究中有所创新。1989 年“瘀血与衰老的关键——衡法Ⅱ号抗衰老的临床和实验研究”获国家中医药管理局科技进步二等奖。路老崇尚中医脾胃学说，持中央以运四旁，用调理脾胃法治疗胸痹，开创了中医治疗冠心病的新思路、新方法。1995 年“调理脾胃法治疗胸痹经验的继承整理研究”获国家中医药管理局中医药基础研究二等奖。2003 年，我们共赴广东实地考察，与广东中医同道一起，制定广东中医药治疗传染性非典型肺炎的方案，付诸实施，并分别为上海、北京抗击非典型肺炎的战斗中做出了贡献，同被评为“全国防治非典型肺炎优秀科技工作者”。

2007 年我们同被文化部评为第一届国家级非物质文化遗产中医生命与疾病认知方法项目传承人。2009 年我们同获中华中医药学会授予终身成就奖，被人力资源和社会保障部、卫生部、国家中医药管理局评为首届“国医大师”。

真可谓：共历杏林甘与苦，同为中医鼓与呼，我们情同手足，荣辱与共。今后，为了中医药事业，我们将并肩携手，相约共渡百年。

《左传·襄公二十四年》引古训曰：“太上有立德，其次有立功，其次有立言。虽久不废，此之谓不朽。”路老行医 70 余年，心惟仁爱，普度慈航，是谓立德；路老 2009 年获中华中医药学会终身成就奖，获“首都国医名师”，首届“国医大师”称号。2010年获中医药国际联盟“岐黄中医药基金会传承发展奖”。2011年获第三届“首都健康卫士”称号，是谓立功；我置放案头，时时拜读的路老《路志正医林集腋》《中医实用风湿病学》《中医湿病证治学》等著作，是谓立言。

我近来得知，路老以九十有四之高龄，欣然命笔，撰写《路志正医学丛书》，且已杀青。《路志正医学丛书》分医论、建言献策、经典讲稿、学术思想、经验传承、医案医话、医籍序评，以及风湿病、心病、脾胃病等诸分卷。是书上及天文，下涉地理，中傍人事，述自然万物之规，人体生生之律；内涵中医五脏六腑之理，经络气血之纲，病因发病之机，防治养生之法。路老崇尚脾胃学说，继承前人的理论，结合自己的感悟，凝练概括出“持中央、运四旁，怡情志、调升降，顾润燥、纳化常”的调理脾胃为中心的学术思想。路老根据临床实践，提出北方亦多湿邪论、百病皆由湿作祟的学术观点，系统论述了湿病的发病规律、证候特点、常见疾病、治疗方略，辨别湿病，要善抓主症，治疗湿病，倡理气为先，注重通、化、燥、渗四法，集中医湿病之大成。这些充分体现了路老深厚的中医理论功底、丰富的临床积累和升华理论，创立新说的能力。路老精通中医内科、针灸，对妇科、儿科、外科等亦很有造诣，丛书展示了路老精细的临床诊察，深刻的临证思辨，精湛的医疗技能和卓越的临床疗效。

观《路志正医学丛书》，洋洋大观，凡390余万言，堪称当代中医巨著。我佩服路老卓越的胆识、充沛的精力和坚韧的毅力，在鲐背之年行此不朽之作，遂欣然为之序，以彰其说。

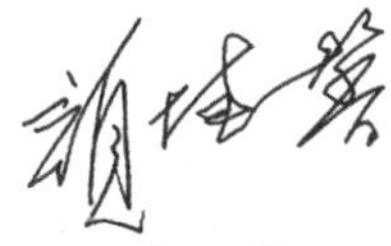

2015年4月20日

# 自 序

吾生于1920年，遥想当年，年少朦胧，秉父命承家学，入医校诵医经、修文史。年稍长智顿开，志岐黄意弥坚。1937年，日寇入侵，医校停办，随师临证、抄方又两年。1939年取得了医师资格，遂正式步入医林。白马过隙，日月如梭，搏击医海越七十六载。简言之，我的行医生涯可分为三个阶段：

**第一阶段：1939—1950年**

初入杏林，时感力不从心。这就逼着我不得不白天出诊，晚上挑灯夜读，带着问题寻觅、判断每一诊治过程中的得失，以便及时调整。总的来说，这一时期仍是我夯实基础及学习养成习惯的一个重要阶段。说到经验，一是时间久远，二是当时的“脉案”已全部遗失，故在我的记忆中，能忆起的“教训”远比“经验”多，这一点在“路志正传略”中有所反映。如果没有这十几年在农村的锤炼，没有对《内经》《难经》《伤寒论》《金匮要略》《针灸甲乙经》及温病等典籍的深入学习和应用，在抢救包钢工人大面积烧伤的战斗中，就不可能那么从容地应对，更不会取得那么好的效果；同样，在2003年SARS（重症急性呼吸综合征）瘟疫来袭时，也不可能通过电话对我的广东学生进行指导。因此我要说中医古典医籍和温疫学著作，是我们中医的宝贵财富，是战胜急性热病和重大疫情的重要法宝。我们应对其进行深入的学习、挖掘、整理、研究和提高，以便更好地造福世界人民。

**第二阶段：1950—1973年**

新中国成立初期，为了向名医大家学习，1951年我进入“北京中医进修学校”学习西医知识。1952年7月毕业后，承分到中央卫生部医政司医政处中医科工作。1954年7月中医司正式成立，遂调入中医司技术指导科，负责全国中医、中西医结合人员的进修培训，科研立项及其成果鉴定，临床经验推广工作。其间，作为专家组调查人员，分别于1954年，最早确认中医治疗流行性乙型脑炎的“石家庄经验”；1956年，参加血吸虫病的防治工作；1961—1962年，奉派到包钢职工医院支边，参加门诊、病房会诊、教学工作2年。另外，兼任卫生部保健医，每周在卫生部医务室出诊2个半天，以及担任《北京中医》（后改《中医杂志》）编辑校审等工作。

这一时期，由我主编或参与编写的医著2部；发表医学论文3篇。这些医著或论文，均与我当时的工作与流行时病密切相关。

《中医经验资料汇编》由卫生部组织，为贯彻党的中医政策，将各地中西医密切合作治疗各种疾病的临床经验，进行总结编纂而成，不仅有利提高中医治疗水平，对中医研究工作亦提供了丰富资料，全书分上、下两册，1956年由人民卫生出版社出版，后改内部发行。

《中国针灸学概要》是1962年应国外友人、华侨学习针灸之需，由卫生部中医司征调北京、上海等地多名针灸专家、外文翻译人员，共同完成的指令性任务，1964年由人民卫生出版社出版。

论文“中医对血吸虫病证候的认识和治疗”，是1956年我作为专家组调查成员，经过调研后，提出：“中医先治腹水，后用西药锑剂杀虫”的治疗方案，通过领导和基层防治人员广泛肯定并得以推广。

“中医对于伤风感冒的认识和治疗”，缘写于1957年冬至1958年春流感全球范围流行。1957年12月27日《健康报》载：法国10—11月间约有1.4万人因患流行性感冒而死亡。据日本厚生省宣布，到14日为止，已有573名日本儿童因感染流行性感冒而死亡。由于本病的侵袭，全国104万以上儿童不能上学，有3153所学校完全停课。鉴于流感对人体危害的严重性，不能不引起我们的重视而完成本文，旨在提高对本病的认识，加强对策和防范是本文的重点。

“中医对大面积灼伤的辨证论治”，是1960年我赴包头钢铁厂职工医院支边期间，运用中医温病与外科理论作指导，参与多例大面积烧伤中西医合作救治后撰写本文，病案救治过程详见《包钢医院日记》。

这一时期医著不多，但它开创了我人生中的几个第一次，为后来的发展储备了知识、凭添了才干，因此意义重大。上述3篇论文，已收入《路志正医论集》，以馈读者。

在卫生部工作的20多年时间里，由于工作性质，使我能近距离接触各地的名医大家和有一技之长的民间中医，并能看到各地报送的技术资料，为我理论水平和实践能力的提高带来难得的机遇；而另一方面，大师们虚怀若谷、谦逊诚恳的为人作风，以及心静若水、不尚虚浮、严谨认真、不断进取的治学精神，对我有着潜移默化的影响。因此，这20年的医政生涯，是我人生练达、眼界大开，学以致用、兼收并蓄，学识品识不断积淀和提高的重要时期。

### 第三阶段：1973年至今

1973年11月，在我的一再要求下，得以回归本行，调入广安门医院成为一名普通医生，从此走上了专心治学、精研岐黄之路。

在广安门医院工作的40多年，恰值我国社会政治、经济和各项事业急剧变化，由乱转治、由治转向高速发展的最好时期。和各行各业一样，中医药事业发展的外部环境日益宽松，而业内学术研究氛围也越来越浓；更由于中国中医科学院及广安门医院各届领导的大力支持，我得以读经典，做临床，重急症，倡湿病，行特色；搞科研，组建中医风湿病与心病学分会；发论文，著医书，弘扬中医学术；重传承，收弟子，带硕士、博士、博士后研究生，培养中医人才；自命为“中医形象大使”，通过在国内外讲学交流、诊治疾病等一切时机，向广大群众、领导干部、外国友人推介中医，宣传中医药文化和“治未病”养生保健的理念。更是利用全国政协委员的身份，认真履行职责，积极参政议政，为中医药事业的生存和发展建言献策，做出了一些成绩。

此外，首开中医内科急症讲座班，出版《中医内科急症》专著。最早提出创办国家瘟疫研究所，以应对突发性传染病的发生，建议开办中医温热病（包括湿热病）医院，以传承其治疗瘟疫等经验和特色。随着党的中西医并重的方针确立，深刻认识到中医在妇科产科方面大有作为，具有求嗣、胎教、临产等特色和优势，于2014年两会期间提案建议成立中医产科医院、中医儿科医院，以更好培养新一代聪明伶俐、健康活泼的后继人才。

因此这40年，对我来说可谓是天道酬勤，厚积薄发，在学术上有所建树的黄金时期。

习近平主席说：“中医药学凝聚着深邃的哲学智慧和中华民族几千年的健康养生理念及其实践经验，是中国古代科学的瑰宝，也是打开中华文明宝库的钥匙。深入研究和科学总结中医药学对丰富世界医学事业、推进生命科学研究具有积极意义。”前些年，我一直忙于组织和领导交给的诸多工作，无暇顾及自己的学术思想和临床经验的总结，故每当好友、学生提及，亦常引为憾事。作为国家非物质文化遗产传统医药（中医生命与疾病认知方法）项目代表性传承人之一，理应为中医药的传承工作再多做一些贡献。在学生和家人的鼓励与协助下，我和我的团队在百忙中倾注大量时间和精力，将我60年来医文手稿、各科医案等进行了整理，撰写《路志正医学丛书》系列。丛书包括医论、建言献策、经典讲稿、医案医话、医籍评介、学术思想研究、经验传承、风湿病、心病、脾胃病、妇儿科病等内容共 10 卷。吾已近期颐之年，然壮心未已，期待本丛书问世，为中医传承再尽绵薄之力。

路志正

乙未仲秋于北京

# 补记代序

20 世纪 60 年代初期，“社会主义教育运动”（简称“社教运动”）在全国范围展开，可谓是政治生活中一件大事。1960 年 1 月，卫生部组织干部到湖南开展“社教运动”，大家踊跃报名，我被批准参加。为使全队人员与基层群众更好地密切接触和心灵沟通，部领导责成我将常见病、多发病的简易针灸疗法、单方秘方向队员培训传播，因为队员多从西医院校毕业，他们也有这样的要求，希望与我编在一组。接到任务后，着实感到压力，好在我曾多次到湖南出差，1955 年两次深入江淮地区农村，对血吸虫病防治进行调研考察；更重要的是出于职业本能，养成了每到一地入乡随俗，广为收集诸如地理气象、乡土人情、生活习惯等与该地区疾病谱特点相关资料。我随即着手准备上述工作，了解当地常见病、多发病分布情况，初步写成培训小册子，内容包括中医及针灸基本理论、常用穴位、辨证取穴、进针手法以及单方验方的运用等，给大家讲解中互教互学、边学边用，队员们很快得以掌握。

当一切准备就绪、整装待发之际，一日上午，突然接到张凯副部长电话，通知我到其办公室，对我说：“老路，中医研究院（现中国中医科学院）呈来一份报告，组建医疗队准备到包钢医院支边。为发挥你的专长，部里决定让你参加医疗队去内蒙古，这与到湖南搞‘社教运动’一样都很重要！”张副部长解释社教与支边同等重要，并无高低之分，主要从实际出发，弘扬岐黄仁术，传播中医药知识，为工人阶级服务。最后我服从组织决定，参加了赴包钢医院支边医疗队。

钢铁是国家经济建设和国防建设的重要物资，其产量是一个国家工业水平及综合国力的重要标志。2014 年我国粗钢产量为 8.227 亿吨，约占世界总量的 49.5%，居第一位；然而，1949 年时产量只有 15.8 万吨，不足世界总产量 1.6 亿吨的 1%。新中国成立后，为了改变这一穷二白的面貌和解决建设之需，国家提出了“以钢为纲”的工业发展方针。也正是在这种背景下，包头钢铁公司于 1954 年应运而生，经过几年的建设和发展，到 1960 年时，已成为集钢铁、稀土及相应配套的科研、能源、动力、辅助、综合服务等大型国有企业。然而，由于企业毕竟组建时间不长，更适逢“三年困难时期”，后勤保障尤其医疗技术水平受到限制，以致每年往返于北京—包头的患者及陪同家属、护理人员很多，这无疑从人员管理和经济方面给包钢领导极大压力。因此，派出医疗队给予支援，可谓“雪中送炭”，很有现实意义。

中医研究院支边医疗队，是从直属院所选拔人员组建而成。我记得当时队长是西苑医院的史庆敦，还有广安门医院骨科陈正光、检验科李家宝和裴秀，医史文献所的余瀛鳌等 30 余人。我立即向支边医疗队报到，1960 年 2 月 7 日随队乘火车到达包钢，受到医院领导和职工热烈欢迎，将大家分至不同科室，我先在中医科门诊，不到半个月后调至院医务处，负责各科疑难急重病会诊。包钢医院是一综合医院，内、外、妇、儿、骨、皮、眼、耳鼻喉、中医等科室俱全。没过几天，一工人被钢水烧伤，十分危重，医院专门成立“烧伤抢救小组”，我亦在其中。第一个月几乎天天会诊，商讨诊疗方案，并邀请上海西医烧伤专家前来会诊指导抢救。我非常重视也十分珍惜这次与西医合作、互相学习的大好机会，竭尽全力投入中医诊治工作。

赴包钢前，虽说我在卫生部医务室担任每周两个半天中医门诊，但如今突然从卫生部中医医政管理岗位转做临床，并且为各科疑难急重病症会诊，能否完成这一重任，心里忐忑不安。好在进卫生部前，我在家乡已行医10余年，积累了一定临证经验；到卫生部后，只要不出差，坚持在医务室为干部诊病，业余时间义务为广大家属、亲朋好友疗疾，开展针药并施，受到一致好评，赢得了“大众医生”之雅号，给我增加了一点信心。正由于之前从未放弃临床，很快进入了角色。为此，我拟出三点计划：

一、坚持中医思维，三因制宜，辨证论治，突出中医特色。

二、参考西医诊断、检验数据，但不为其所囿。

三、对会诊病例要认真思考、详细记录，利用业余时间将中西医病历进行摘录，以利总结得失、吸取教训。

就这样每天按照计划执行，日间工作再忙再累，夜间定要完成临床资料整理，1960年12月为期近一年的支边工作接近尾声。这次出版的“包钢病案日记”，即由该时期中西医合作诊治医案原始记录整理而成。我之所以称之“中西医合作”而不是“结合”，是因为中西医两大学科的理论体系、思维方法完全不同。因此，面对同一疾患的诊断、治疗、预后等问题，所得的结论、采用的药物或处理方法亦不同；总之，各有优势和短长。面对同一患者，如果合作双方均从发扬人道主义、“救死扶伤”这一崇高宗旨出发，各自发挥优势和特色，相互尊重、相互借鉴，促进病情向愈或好转，这对病人来说无疑是最大福音。譬如上海西医专家会诊烧伤病例时，提出冰敷降温，我从中医角度提出不同意见，认为冰遏热伏则邪无出路，可能会带来“毒气攻心”之恶果，建议不用冰敷，加强中医药辨证治疗。他们尊重并采纳了我的意见，合作得以顺利进行。

在病案日记记录过程中，由于任务重、时间短，致使有些取效的病例未能记录下来。如记忆犹新的两个治验病案：

案一，包钢李总经理的儿子，时年12岁，患急性肠梗阻在包钢职工医院普外急诊，已经局麻备皮准备手术之际，其母（新华社记者）闻讯赶来，因其儿年幼，恐术后肠粘连，不同意手术。于是，医院急请我会诊。我首先声明：对儿科急腹症没有经验，但对外科稍有涉猎；按西医诊疗常规，24小时内急性肠梗阻必须手术，否则易并发肠道坏死，为此我要求给8小时的中医药观察，给药后看能否排气通便，若超过8小时无排气则请做手术，不必耽误。经诊查见患儿左少腹疼痛拒按、有硬结，腹胀，发热，烦躁，舌暗红、苔老黄，脉来弦滑小数。我立予通腑导滞法，拟小承气汤加芒硝、桃仁、杏仁，急煎1剂，分2次微温服，药后5小时患儿矢气频转，6小时后排球形便10余枚，症消便通而愈。不想没过1周，旧病复作，又请会诊。当时正值困难时期，见患儿床头柜上有面包干、山楂酱等食品，询问得知患儿终日以此类食品充饥，山楂酸收，面包干性燥，显系大肠失于濡润所致，遂书滋燥润肠法，投以生津润燥、行气通便之剂，大便遂通，嘱其注意饮食，调理数日而愈。

案二，包钢马书记，男，年近不惑，患面瘫已经8个月，经中西医诊治乏效，住入北京协和医院，由北京针灸专家尚古愚先生诊治，尚先生知我到包钢，特意告知马书记，医疗队中路医师针药并擅，高我一筹，建议他回去。当我与马纪民同志相晤，获悉其病久迁延，经过红外线理疗等措施，显系营卫失调、肌肤失养所致；又考虑患者年已四十，气血两亏，故宜缓调，法宜益气血、调阳明、通经络。方药拟太子参、生黄芪、当归、川芎、白芍、白附子、白芷、全蝎、地龙、炒杏仁、薏苡仁、络石藤等调其内；选取手、足少阳经之头临泣、阳白等穴，以梅花针轻叩；次以迎香透禾髎、地仓透颊车、听会透下关，手法以平补平泻为主，稍一得气即行出针；其后治宜上病取下，通调督脉，益气升阳，选督脉长强，足阳明经内庭、厉兑等穴。通过脏腑与经络整体辨治，局部与远端结合，教患者头部点穴按摩，经3个月的针、药、按摩“杂合以治”，终获痊愈。

包钢工厂林立，职工众多。由于医疗队的到来，外出尤其赴京就诊的人数大减，这令总公司领导高兴不已。当一年的支边工作即将结束准备返京时，公司领导动员我留在包钢医院工作，提出长工资、提升副院长、分一套单元楼房等优惠条件。我表示优厚条件不重要，哪儿的工作都一样，一切听从组织决定。因为从我进入卫生部工作的八九年间，身边的同事换了一茬又一茬，故对我来说习以为常，早有思想准备。果不其然，春节刚过，郭子化副部长就找到我说：包钢是国家重工业基地，他们很想发展中医事业，但缺少人才，组织上初步决定调你到那里工作两三年，然后再把你调回来，想听听你的意见？我说："我没有什么意见，到哪儿都是干革命工作，既然组织上安排，我无条件服从分配。"为了全家北上，我专门请假返乡，安顿好老母生活事宜。

待我从老家回京，又接到通知说我的工作调动已被取消。后来得知包钢领导通过冶金部多次与卫生部协商，要求把我调到包钢职工医院，以支援三线经济建设。他们已取得了卫生部多数高层领导同意，但最后还是被主管人事的张凯副部长拦了下来，他说：包钢仅是一家国营企业，而我们面向的是全国中医事业。到底哪一个重要！就这样经过几次讨论后，双方形成了一个折中方案，即再增加一年时间赴包钢医院，同时开设"中医学徒"和"西学中"培训，为他们培养一批中医和中西医结合人才。接到这一任务，我思考良久，对于前者我还能胜任，但对于后者却不是自己的强项，人贵有自知之明，于是我向领导提出了增加师资的请求。上级领导也认为，既要编写教材、授课，还要带教实习，仅靠一人之力，确实有很大难度。于是让我从中医研究院或北京中医学院寻觅一两名人选，以备领导参考。经再三考虑，感到医史文献所的余瀛鳌同志是最佳人选，一是他毕业于上海第二医学院，二是他家学渊源。其父余老无言先生乃沪上名医，建国后应聘来京，先后在卫生部、中医研究院、北京中医学院任职，曾与秦伯未、张赞臣老中医共同创办中医学院，从事教学和临床工作，我与之熟悉。余瀛鳌到研究院后又参加西学中班，学贯中西，我可以向他学习。三是他拜秦伯未先生为师。秦老20世纪50年代即被卫生部聘为中医顾问，我与秦老同在中医司工作，经常请教有关岐黄大计，余瀛鳌曾随秦老一起编著《内经类编》，说明有中医根基。基于上述几点，请卫生部人事司调他来共同完成西学中班和带徒任务。

1961年2月再次来到包钢，这次我们作为被邀教师，安置在原苏联专家招待所，每月补助46元，领导的爱护和关怀令我们感动。我和余瀛鳌同志很快投入紧张工作。首先拟就了教学大纲，决定从中医基础诸如内经、伤寒、金匮、诊断、中药、方剂等方面编写教材，原则是内容精简、重点突出、由浅入深、理论联系实际。为使学员便于理解和掌握，我俩反复推敲，常讨论至深夜。这种讨论乃至争论是有益的，不但使我们获得自身学术的提高，还培养了感情，增加了理解，收获了友谊。完成培训教材编写，我们开始了上午授课、下午带教，并深入各科开展临证实习，使学员学用结合。结业时每位学员交出了合格论文。经我们培养的20多名“西学中”学员和10余名“中医学徒”学员，后来成为医院的业务骨干，其中印莉学员发表过中西合作论文、还担任了院长，促进了中西医合作事业发展。

总之，由于时间短、内容多，不得不删繁就简，结合常见病、多发病为主，自编教材、授课、临床带教，工作十分紧张，虽也同时参与会诊疑难病、危重症，但没时间记录整理，深感惋惜。通过在包钢医疗及教学支边工作，突出中医临床特色，加强中西医合作，获得了包括外科大面积烫伤及各科疑难重症较好的疗效，更使我坚信中医整体恒动观、三因制宜、辨证论治的科学性与实用性，也激励我终生求索博大精深的中医文化与丰富多彩的诊疗技艺。同时展现了中西医合作、互尊互学、优势互补取得的可喜成绩。

“逝者如斯夫”，四十余年瞬逝而过，如今翻出泛黄的病案日记，能付梓刊出，百感交集，恍如昨日，深深怀念老领导的关怀与培养，而其中的经验得失，更愿与世人同道分享！

廣州醫翁 路志正 

乙未仲秋 於北京怡養齋

# 编写整理说明

1. 本书系由路志正先生于1960—1962年，奉命赴包钢职工医院支边，担任中医门诊及病房会诊工作时的病案日记整理而成，是先生20世纪70年代以前仅存的完整医案。历经沧桑半个世纪保存至今，将这些医治病案的原文转录、附加编者按语，予以出版，馈赠读者，实为幸事，弥足珍贵。

2. 全文病案录入保持日记手迹原貌，以外科、内科、妇科、儿科顺序编排。

3. 文章标题为新设；部分名词、术语及内容以括弧小字进行补充或校注，以求规范便于参阅；文中序号、计量无特殊情况者，均改为阿拉伯数字标示。

4. 为便于阅读，由门人中医博士杨凤珍副主任医师，结合1960年经济困难时期疾病谱的特点，在每案后添加了编者按语；门人博士生导师高荣林主任医师对全书进行了审订。

5. 本书将路志正先生“病案日记”手迹图片同时出版，以飨读者。

编　者

2015年8月10日

# 引　言

1960 年 2 月 7 日随卫生部医疗队下放至包钢职工第一医院锻炼，开始担任门诊、病房会诊等工作。通过中西医合作，取长补短，使不少危重病人转危为安、化险为夷，对自己的政治思想和业务水平上都有一定的提高；特别是抢救大面积灼伤的战斗中，职工医院的全体同志踊跃献皮献血，各有关部门积极支援，充分发扬了共产主义大协作的风格，使自己受到很大教育。为了纪念这次下放锻炼的收获，故将所治病案危重者、经过中西医合作抢救后苏醒者，按原来面目录之于此，以便随时披阅、吸取教训；而抢救危难病例时之情景，将历历在目，重现眼前，对自己今后加强锻炼、努力学习上，会有更大的督促作用。特誌数语，以示不忘。

路志正

1960 年 12 月 21 日于包钢

本队（下放锻炼）于 10 月 12 日结束，大部分同志返京，我和余瀛鳌等同志因西医学习中医半脱产班实习（教学工作），故推迟至 12 月 21 日自包返京，22 日安达。

1960 年 12 月 23 日于北京

# 目 录

# 一、外科病案

## 大面积烧伤案一

孙某，男，23 岁，辽宁海城人，包钢试验厂一车间职工。1960 年 2 月 15 日入院，病历号：10748。

入院记录：面、四肢、背、侧胸、臀部均被铁水烧伤 1 个半小时。自述今晨 8 时工作中堵铁口没堵住，铁水喷到全身，穿的单衣被烧着，当时周身痛、起疱。患者自 21 日即出现败血症（第一次败血症）早期症状，至 22 日病情加重，有下列几点：①谵语较多；②有时神志模糊；③从化验结果看，白细胞总数减少到 3800（$3.8\times10^9$/L），18 日血培养为白色葡萄状球菌，对氯霉素及合霉素高度敏感，对链霉素中等敏感，故给氯霉素静脉滴注及口服合霉素，停链霉素。

**（一诊）1960 年 2 月 23 日**

病情更重，烦躁，经常胡说：铁丝把自己缠住了，钉子把自己钉住，要求救命，下午 5 时后意识又转恶化，谵语多，手足躁动，并有时全身颤动，意识又不清楚。2 月 23 日上午 11 时会诊：病员谵语神昏，手足振掉；舌质尖红绛、苔黑；脉象（遍身）：脐间动气（肾气）尚匀，太溪微细，趺阳有力，额角（太阳）之脉弦劲，耳前脉弦数，因两上肢腕部均被灼伤无法诊脉，乃根据《黄帝内经》三部九候法（天、地、人），凡能诊之处则诊之。

辨证：热邪伤阴，邪入血分，毒陷心包。

治法：清营解毒，养阴育神。

处方：玄参5钱，生地4钱，丹皮4钱，寸（麦）冬4钱，（当）归尾3钱，赤芍3钱，黑山枝（栀）3钱，川（黄）连2钱，双花（金银花）6钱，黄芩3钱，防风3钱，甘草3钱；1剂，水煎2次后浓缩，1日分2次微温服；（另）安宫牛黄丸2丸，1日分2次化服。

下午5时半，病员谵语摇头较午前重，速服上药。晚9时服中药顺利，服药后较安静，有欲睡表现。

**（二诊）1960年2月24日**

上午11时20分诊视，患者谵语不休，烦躁不安，头摇汗出，两目虽睁但乏神，有直视现象，舌质绛、边缘紫赤、苔有黑芒刺，脐间动气有力而不匀，仍本前法，加大药量以抢救，以防作痉、毒气内攻。

处方：玄参8钱，生地1两，丹皮5钱，炒枝（栀）子3钱，寸（麦）冬8钱，川（黄）连3钱，黄芩3钱，双花（金银花）1两，连翘4钱，天竺黄1钱，生石决明先煎8钱，防风3钱，甘草3钱；1剂，水煎服；安宫（牛黄）丸2丸，1日分服。

下午5时半看病人，患者病情较上午稍重，烦躁情况无大改变，苔黑较午前重，舌头短，发音不清，额角（太阳）之脉弦劲。

西医病案简录：昨夜虽用镇静剂亦不能安静，烦躁，谵语多、谵妄，对（着）医生认为是县长，看见窗户及小隙口即以为有枪口伸入，有很小声音即恐惧不安。服安宫牛黄丸1粒半，中药1剂（半量），输血200ml，输液2000ml，给红霉素1800mg，以后转佳，但一夜未眠。今日上午较清醒，较能合作，谵语少，能吃中药及苹果1个，饺子10余个，至中午后较安静，但下午舌头短，说话不清。

下午8时开会（路志正先生会诊）发言：今日头部无汗，较昨日稳定，目前恐抽风与毒气归心，舌苔黑有芒刺，今给大量养阴镇潜，并用安宫（牛黄丸）防止脑症状，舌硬为肝肾阴亏，不是佳兆。

1960年2月25日

西医病案摘录：病员零点以前谵语多，不安静，头摆动，有时用力摇床，给安宫牛黄丸不吃，用牙碰水壶，到4点45分开始大声叫骂不休，表现烦躁，身体摇动，后入睡，但不甚平稳，昨晚及今上午大便为褐黑色，下午体温升高达39.3℃。

（三诊）1960年2月26日

西医病案摘录：今晨开始神志清楚，能对话，辨别力也较好，安静嗜睡，有时呼痛，对治疗无信心。

上午11时会诊意见：舌苔由褐转黑、无芒刺，神志清楚，今日转佳，考虑用药方面，苦寒药要减量，以免伤胃。

中医病案：上午11时半看病人仍有呓语，时烦躁，手足抽动，但两眼已开，尚有神，能伸舌，舌质边缘仍绛稍转赤，舌苔仍发黑，但芒刺稍平，微有湿润现象，额角脉弦劲，耳门脉弦数，据述昨夜较安静，今日体温已降。营阴已亏，仍以上方加减，佐入镇潜之品。

处方：玄参5钱，生地8钱，寸（麦）冬4钱，丹皮3钱，赤芍3钱，双花（金银花）5钱，连翘3钱，鳖甲先煎4钱，青蒿2钱，川（黄）连3钱，防风3钱，生牡蛎先煎6钱，天竺黄1钱，甘草3钱，犀角先煎另兑5分，羚羊角先煎另兑3分；2剂，水煎服。

（四诊）1960年2月27日

西医病历摘录：患者今日一般状况尚平稳，T（体温最高）38℃，神志清楚，无谵语，但睡熟后不时有肌肉震颤出现，仍不太合作。

中医脉案：上午11时来看病人。患者神志已清，能合作伸舌，额角（太阳）之脉弦数，耳门脉沉弦小数，趺阳脉沉弦，太溪脉沉弱，舌质边缘由绛转赤，舌苔仍黑、少（稍）有湿润，但头汗出，胸膈亦汗出，为心液不足、卫气不固之象，应防止虚脱，昨日药尚有1剂，今日续服，明日再议。

（五诊）1960年2月28日

西医病历摘录：患者于浸浴及处理创面后较安静，欲小便而未排出，能闭目安静，但呼吸较速；夜间睡眠佳，但入睡中仍不时有手足颤动及摇头现象。

中医脉案：上午9时半来看病人，呈熟睡状态，呼之睁眼、伸舌后旋即睡去，汗出止，舌质逐渐转红润，黑苔面积逐渐缩小，额角（太阳）耳前脉弦数，左手脉弦数尺长，但足厥阴、足少阴之脉微弱，说明肝肾尚虚，且胃纳不多，拟转入清热养阴、益气理脾法。

处方：西洋参2钱，生地8钱，寸（麦）冬5钱，玄参4钱，玉竹3钱，当归2钱，赤芍2钱，丹皮3钱，青蒿3钱，鳖甲4钱，神曲3钱，川（黄）连打2钱；1剂，水煎服。

（六诊）1960年2月29日

西医病案摘录：病员今晨体温、脉搏平稳，下降至正常，体温37.0~37.1℃，脉搏80次/分，精神好，情绪稳定。

中医脉案：下午6时来看病人，病人清醒，精神尚好。舌质已转红润，黑苔转黄燥，但仍有少许黑苔，两手尺脉虚弦无力，额角、耳门脉弦而微数，足厥阴、足少阴微细，胃纳尚可，只是自觉腹胀，体温已不甚高。李金声大夫（外科负责人）介绍，尿道少（稍）有水肿，尿少，属心肾不足、脾阳不运之象。仍拟前法、佐理脾之剂。

处方：高丽参先煎另兑2钱，寸（麦）冬5钱，生地黄3钱，白术2钱，云（茯）苓4钱，石斛3钱，鸡内金2钱，麦芽炒3钱，生牡蛎先煎4钱，炙甘草2钱；2剂，水煎服。

3月1日—3月2日

西医病案：病员昨夜因手痛睡眠不好，精神见振，意识清醒合作，舌苔由黑转黄、面积缩小。3月2日，今日病情无大改变，T38℃（最高）能安静入睡，昨晚睡眠佳，无梦语，但偶尔手足有抬动（睡中）现象，食欲逐渐改善，能进牛奶。

（七诊）1960年3月3日

西医病历摘录：病人今日上午精神较差，嗜眠，呼之不应，心律不稳定、心率时上升，尤在情绪激动时明显。

中医脉案：病员神志清醒，但从会诊看，病员有精神疲惫无神等现象。舌质粉赤，舌苔尖部有粉红（如桃花色）如粉渍苔、根部厚腻干燥，自觉舌干少硬，脉两手虚弦带数、时有结涩，足厥阴（太冲）足少阴（太溪）脉微弱，仍属心阴不足、肺气不宣所致。拟益气养阴安神之剂。

处方：人参先煎另兑 2 钱，寸（麦）冬 5 钱，石斛 3 钱，菖蒲炒 2 钱，（酸）枣仁炒 4 钱，玄参 3 钱，丹皮 3 钱，生地 4 钱，茯神 3 钱，（当）归身 4 钱，川（黄）连 1 钱，生牡蛎先煎 4 钱，甘草 1 钱；1 剂，水煎服。

**（八诊）1960 年 3 月 4 日**

西医病案摘录：夜间睡眠好，体温与脉搏平行，情况较稳定。

中医脉案：病员沉睡，手足有颤动，形衰神惫，尿多色黄，舌苔中部粉红较薄，根部厚腻干燥，为虚弱表现，治疗方面应着重恢复体力，养心安神。

处方：人参先煎另兑 3 钱，石斛 4 钱，寸（麦）冬 5 钱，玄参 4 钱，炙鳖甲先煎 4 钱，地骨皮 3 钱，当归 3 钱，白芍 3 钱，阿胶珠烊化 2 钱，青蒿 2 钱，生地 4 钱，玉竹 2 钱，甘草 2 钱；2 剂浓缩，分 2 次服。

**（九诊）1960 年 3 月 5 日**

西医病案摘录：上午高热 39℃，脉率快 140 次，呼吸 24 次 / 分，神志清楚，头痛。

中医脉案：病员阴虚发热，沉睡少神，舌质中、尖粉绛，根腻有皲裂现象，为津液不能上布之故，脉虚弦数。治宜养阴生津育神。

处方：玄参 5 钱，寸（麦）冬 6 钱，石斛 4 钱，生地 5 钱，丹皮 3 钱，白芍 3 钱，地骨皮 3 钱，青蒿 2 钱，炙鳖甲先煎 3 钱，枝（栀）子 1 钱，炙甘草 3 钱；1 剂浓煎，分 2 次服。

1960 年 3 月 6 日

西医病历摘录：T 38℃，病人神志尚清，夜间有梦语1~2声，无谵语，下午1时左右开始泄水样便量少，但次数较多，睡眠时不自觉地自肛门排出，色红黄味臭，无黏液及脓血，到晚又有2次。

（十诊）1960年3月7日

中医病案：病员精神尚佳，神志清楚，舌质已转红润，但少有黯紫，舌苔已无皲裂现象，并不甚厚腻，但两边仍少有黄苔，有的呈灰滞，脉象左手虚弦带数，右手沉弦滑。病员说昨日下午及夜间腹泻4次，今晨1次，呈稀水便，无黏液。根据脉证，系中州湿盛，脾胃虚弱，无以运化水谷，清浊不分所致。

治法：健脾祛湿止泻，以防元气之脱。

处方：人参先煎另兑3钱，炒白术5钱，云（茯）苓6钱，扁豆炒3钱，（薏）苡仁4钱，猪苓3钱，泽泻3钱，车前（子）布包4钱，姜（厚）朴2钱，焦三仙3钱（焦麦芽、焦神曲、焦山楂各1钱）；2剂浓缩，分2次服。

（十一诊）1960年3月8日

西医病历摘录：今日一般情况尚佳，精神好，无嗜睡，更无谵语，食欲大有改善，思食，今日自上午9点45分腹泻后，服中药后至目前为止，尚无继续腹泻出现，下午1时半翻身仰卧有胃痛，在翻身前后，又有稀便2次，量少，呈里急后重状，小便时即能挤出少量大便。继服中药1次。下午至晚间未排便。

中医脉案：病员神志清晰，精神较昨日稍充沛，腹泻亦减，但有里急后重及胃脘微痛，脉象沉弦细数，舌苔仍黄、根部黄腻，小溲增多，仍以前法、佐入理气和血之品，2剂，水煎服，以防成痢。

1960年3月9日—3月10日

西医病历摘要：病员上午安静入睡，精神神志正常，夜间睡眠安静，食欲好。

（十二诊）1960年3月11日

西医病历摘录：上午体温、脉搏、呼吸均平稳，进食及小便正常，决定植皮。

中医脉案：昨天曾来看病人，因正在洗澡未诊治处方。据陈大夫述，腹泻早已停止。今天患者神志清楚，精神安静，舌质变红，但少有灰滞，舌苔尖薄白，中根部少黄腻，脉象缓弦无力。自述胃脘时有隐痛，胀闷不适。现气血两虚，中州失运，宜防虚脱，以补气养血、健脾胃之剂。

处方：人参先煎另兑3钱，生耆（黄芪）3钱，寸（麦）冬3钱，玉竹3钱，白术3钱，（当）归身4钱，酒（白）芍3，云（茯）苓4钱，砂仁后下8分，川（黄）连打8分，广木香打1钱，炙（甘）草3钱；2剂，水煎服。

1960年3月12日

西医病历摘录：病员自昨日上午自家植皮后，体温、脉搏、呼吸平稳，但自4日输血引起高热寒战，于7日血培养报告为金黄色葡萄球菌，连续至3月10日已证实败血症（第二次败血症），体温每日升降差1.5℃左右，血红蛋白下降，肌肉震颤，梦语，因此必须控制败血症，给大量抗生素控制。王书桂大夫用电话请示天津血研所赵主任指示为下：①继续浸浴，找病灶、引流病灶；②用中药珍珠粉、犀角、牛黄各5分，分6次服，如意识清醒则可加大1钱；③用磺胺药。下午2时，辛院长召集灼伤组会议（会诊），败血症诊断（具备条件）：①血培养——输血的血培养采血瓶，均为金黄色葡萄球菌；②体温早低37℃，晚高39℃以上，差度在1.5~2℃左右；③全身症状不如3~4天以前，包括精神状态；④血红蛋白自3~8日以后下降到125g/L左右。

（十三诊）1960年3月13日

西医病历摘录：病人自昨日起全身情况不佳，无力衰弱，无原因寒战高热，并有肌肉颤震，决定明晨而即刻请路大夫诊治，夜间稀便

1次、计500g左右。

中医脉案：下午6时半来看病人，患者面部及两腿肌肉肉瞤筋惕、震颤不止，形衰神疲，舌质赤两边灰滞、无苔、中根部红绛，脉沉弦数，自觉发冷，心虚不支，大便黄而不干燥，小便黄，体温38.1℃。根据脉证为肝风内动、热毒复炽之象，拟柔肝息风清营法。

处方：生地6钱，赤芍3钱，玄参4钱，丹皮3钱，莲子3钱，石斛4钱，寸（麦）冬3钱，双花（金银花）4钱，连翘3钱，钩藤后下3钱，明天麻2钱，生石决明先煎4钱，甘草2钱；1剂，水煎服。

**（十四诊）1960年3月14日**

西医病历摘录：中午病员意识能清醒，嗜睡已减轻，愿意听收音机，食欲开、要吃饭。今日中医用大补，西医用抗菌止泻之法，至下午3时20分给左股静脉5%葡萄糖注射液中加红霉素600mg（共2瓶）静脉滴注，情绪及全身状态有好转。

中医脉案：

望诊：舌干枯边缘灰滞，舌质紫黯为赭石色、非正常红色，右半边舌苔干厚微黄、有裂痕，舌根硬；两目无神，形体衰惫，手足振掉，肌肉瞤动。

问诊：大便稀薄，中气虚弱，小溲微黄，胃纳呆滞。

闻诊：呼吸低微，语言无力。

切诊：左手尺脉小甚、右沉细数，足厥阴太冲沉弦无力，肾脉未触及，左（手）尺有虾游之象。

从以上脉证来看，肾脉无根，后天脾胃之本又虚，当前治疗，急以补气生津、柔肝息风，并应使患者多加安静休息，用大补气阴、扶正祛邪法，佐潜镇摄纳。

处方：人参先煎另兑4钱，寸（麦）冬4钱，玉竹3钱，杭（白）芍3钱，干地黄3钱，生耆（黄芪）8钱，白术3钱，云（茯）苓4钱，生牡蛎研细先煎1两，生龙骨研细先煎8钱，生鳖甲先煎8钱，莲子4钱，炙甘草3钱；2剂，水煎服。

（十五诊）1960年3月15日

西医病历摘录：昨夜12时后有呃逆、烧心，不能安睡，给哌替啶1支至（凌晨）3时后安静入睡，但睡眠中仍有肌颤，以大腿内侧及双手为甚，时作喃喃无音之语状，未有大便，今晨神志清，仍有较微胃痛，胃纳良好，舌黄前半湿润、中根有黄褐色苔、无粉红色、裂痕浅；上午全身情况良好，体温少低，至中午未再有大便，有饥饿感，无胃痛，但仍有烧心。

中医脉案：上午8时，患者意识清楚，精神较昨日少好，但语言仍无力，仍有神疲现象；舌质少转红，但右边仍紫黯，舌苔赫石色，少变正黄，津液少润，已不甚干燥焦裂，唯仍缺润泽，舌硬少软；脉象左手尺脉沉弦无力，少有根底，较昨日之虾游、潮湧而无根迥然不同，右手沉弦较左手少有力，左足少阴脉今日能触及唯细弱，足厥阴肝脉沉弦，右脉未摸及；大便已不溏泻，小溲量多，只是自觉胃中烧心，时噫气，胀闷不舒，肉瞤筋惕亦大为减少，仅两腿内侧（肝经脉）小有振动。

从以上脉证舌苔来看，总的来说，已有好转趋势，但险期仍未完全渡过，需予高度警惕，治疗原则仍以扶正祛邪法，前方加减，佐入和胃之品。

处方：人参先煎另兑5钱，生耆（黄芪）1两，寸（麦）冬4钱，玉竹4钱，酒（白）芍3钱，干地黄3钱，白术4钱，云（茯）苓4钱，吴（茱）萸1.5钱，川（黄）连8分，生牡蛎、生龙骨研细先煎各1两，生鳖甲先煎1两，炙甘草3钱；2剂，水煎服。

（十六诊）1960年3月16日

西医病历摘录：病员自早晨开始，精神尚可，神志清合作，说话清楚，仍有时肌颤，但较昨日减轻，心音规律，心率平稳，上午自述热、烧心，右胸部亦然。

中医脉案：上午7时，患者精神尚佳，语言清晰少有力，舌苔中部老黄，根部有黑黯苔、干燥，但无芒刺，舌质红赤少滋润，脉象左手根部已起，但按之仍无力（虚弦），右脉弦而有力，足部因俯卧未诊，两腿内侧肌肉仍有振动，但较前已大减小，胃口烧心少轻减，唯时有发作。

根据以上脉证，在治疗方面，除益气固脱外，宜加入养血滋阴之品。盖肝得血养，而肌肉振动等肝风内动之证状自止也。宗前方出入。

处方：人参先煎另兑3钱，生耆（黄芪）4钱，寸（麦）冬4钱，玉竹4钱，（当）归身5钱，酒（白）芍3钱，干地黄5钱，白术3钱，云（茯）苓4钱，吴（茱）萸1.5钱，川（黄）连1钱，炙鳖甲先煎5钱，陈皮2钱，炙甘草3钱；1剂，水煎服。

**（十七诊）1960年3月17日**

西医病历摘录：病员昨晚用同种异体植皮术，经过良好，无异常反应。夜睡尚安，肌颤轻，无谵语，今日精神尚好，食欲亦转佳，意识清楚合作。

中医脉案：上午7时半，患者神志清，精神仍有疲惫，左脉沉弦有力，右脉弦缓，舌质红赤，苔右边1条老黄苔干枯无津，左边1块较小，胃脘烧心少减，胃纳尚可，昨晚口角仍少有抽动，治以前法。

处方：人参先煎另兑3钱，玉竹4钱，寸（麦）冬4钱，（当）归身4钱，酒（白）芍3钱，干地黄4钱，白术3钱，云（茯）苓4钱，石斛3钱，生牡蛎先煎8钱，炙鳖甲先煎8钱，炙甘草3钱；2剂，水煎服。

**（十八诊）1960年3月18日**

西医病历摘录：病人上午精神少差，食欲不佳，但勉强进食，仍可维持一定之饮食，下午1时半开始植皮，晚间安睡，食欲较好。但肝功损伤，须用保肝药物，肾功减退，请内科会诊协助解决。

中医脉案：上午7时半，患者正在深睡，面部及两腿肌肉时振动，两手亦时震颤，唤病人望舌，表现不耐烦，极度乏神无力，伸舌迟缓，舌质粉绛，两边紫黯灰滞，舌尖红绛，右边1块老黄苔，呈干燥微裂，中根干燥无津，脉象左手濡弱，沉取少带弦象，右手沉弦缓弱。

根据以上脉证，病员营阴大亏，气血不足，水不涵木，筋失所养，故时振动，除益气养荣，柔肝息风外，仍以佐入潜镇之品，以防虚脱痉厥，并建议在可能范围内尽量让病人多多休息。

处方：人参先煎另兑4钱，寸（麦）冬4钱，玉竹4钱，石斛3钱，（当）归身5钱，酒（白）芍3钱，干地黄4钱，炙鳖甲先煎1两，生龙骨先煎8钱，生牡蛎先煎8钱，炙甘草3钱；1剂，水煎服。

（十九诊）1960年3月19日

西医病历摘录：早晨病员情况良好，今日NPN（非蛋白氮）报告已下降，而肝功除TTT（射香草酚混浊度试验）稍高，CCFT（脑磷脂胆固醇絮状试验）、TFT（脑磷脂絮状试验）为+3外，血中之胆红素与尿胆原已基本正常，肾功已基本正常。

中医脉案：早7时半，病员仍无神，极度疲惫，目不欲睁，舌质鲜红、微绛，右侧仍有一块老黄干枯苔、根部亦干枯，脉左手弦而有力，右沉弦，两手及两股间仍振掉，以前法消息。

处方：人参先煎另兑3钱，寸（麦）冬5钱，玄参3钱，玉竹3钱，石斛4钱，（当）归身5钱，酒（白）芍3钱，炙鳖甲先煎5钱，陈皮2钱，生地3钱，炙甘草2钱，1剂，水煎服。

（二十诊）1960年3月20日

西医病历摘录：病员通夜沉睡，因之换敷料时亦安静未动，情况平稳，但昨夜体温突然升高到38.9℃，换药后体温正常，今天情况良好，食欲亦佳。

中医脉案：上午8时，患者神识清，仍显疲惫，舌质尖红已不绛，唯右边一块老黄苔仍未消退，中根部微黄干枯，两脉濡弱，治则仍以益气养血，因肌肉时有振掉，胃纳增。

处方：沙参5钱，玉竹3钱，寸（麦）冬4钱，何首乌4钱，（当）归身5钱，酒(白)芍3钱，人参先煎另兑2钱，炙鳖甲先煎6钱，云(茯)苓3钱，陈皮2钱，白术2钱，炙甘草3钱；2剂，水煎服。

(二十一诊)1960年3月24日

西医病历摘录：病员昨夜睡眠良好，T(体温)、P(脉搏)、R(呼吸)平稳，今日病情无大改变，胃纳少减，勉强仍能进食，唯体温较昨日稍高，37.8~38.6℃之间，脉搏128次/分左右，呼吸为24次/分。

中医脉案：中午12时半，患者俯卧，两手及两股膈间之肌肉仍时振掉，舌质淡赤，苔中间有两块老黄苔，干燥，左脉濡弱，太阳额角、耳门、巨髎之脉亦微弱，近日胃纳无多，大小便正常。仍属气阴不足，急以补胃阴、健脾土、益肺气，调整饮食。

处方：人参先煎另兑2钱，玉竹3钱，石斛3钱，寸(麦)冬5钱，白术2钱，云(茯)苓4钱，鸡内金2钱，麦芽炒3钱，炙鳖甲先煎4钱，生牡蛎先煎4钱，陈皮2钱，炙甘草3钱；2剂，水煎服。

(二十二诊)1960年3月25日

西医病历摘录：病员夜间病情平稳，精神尚好。24日下午曾因食欲不佳，请中医会诊服中药，并给睾酮10mg以增强食欲，晚餐增加，夜间亦有饥饿感。今日精神较好，食欲增进，主动要求吃饭。

中医脉案：上午8时，患者神志清，正熟睡唤醒后很合作，但精神仍很疲惫，无神状态，舌苔中根仍有黄苔(可能与服西药有关)，左脉濡弱，脐间动气不匀，急而弦动，自述胃脘烧心减轻，时而发作但很轻，肌颤亦减轻。总之，从脉证来看，病情稳定，大有好转，目前已转入调养阶段。

(二十三诊)1960年3月26日—3月28日

西医病历摘录：病员今日精神情绪均佳，食欲增进，晚8时T39℃，头痛，鼻塞流涕，其他无不适，上感不能除外。夜2时以后出汗颇多，体温亦逐渐下降至36℃左右，睡眠良好酣声大作，无呓语或颤动。数日来体温有弛张情况，至28日下午开始发热，夜12时后持续下降。

中医脉案：28日下午5时半，病员意识清楚，目光有神，胃纳增加，无烧心现象，唯舌苔中根部仍有老黄黑枯苔，上身及腹部起有荨麻疹，与前日感冒有关，脉濡弱。拟于益气养阴之中，少佐和解祛风之品。

处方：沙参5钱，寸（麦）冬4钱，玉竹3钱，生地3钱，玄参3钱，石斛3钱，白茅根5钱，蝉蜕3钱，柴胡2钱，双花（金银花）4钱，薄荷后入1.5钱，甘草2钱；1剂，水煎服。

### （二十四诊）1960年3月29日—3月30日

西医病历摘录：病员精神愉快，食欲增加，安静不躁，日来体温（37.6~37.7℃）平稳，30日上午送查肝功。

中医脉案：上午9时，患者意识清楚，笑逐颜开，自述咽喉痛发紧，舌质赤、苔仍老黄干燥，脉右濡弦、左沉弦数，大小便正常。仍属阴液不足，以增液汤加减主之。

处方：人参先煎另兑2钱，玄参3钱，寸（麦）冬5钱，玉竹3钱，丹皮3钱，白芍3钱，川贝2钱，生地4钱，（当）归身3钱，云（茯）苓4钱，甘草2钱；2剂，水煎服。

### （二十五诊）1960年3月31日

西医病历摘录：病员昨日上午精神不振，较烦躁，述夜间全身瘙痒未眠所致，食欲尚可，因肝功报告不佳，上午科内讨论，给保肝治肝药物。

中医脉案：患者肌瘦肉削，身体极弱，少（稍）有神，意识清楚，咽喉发紧已减，胃纳少增，不喜油腻，舌质红润、中根部仍有老黄苔黑苔，但较昨日少退，自觉口干舌燥少好，脉象弦缓较前有力。据陈大夫介绍，患者肝功不佳。结合脉证，拟益气养血、和肝理脾法。

处方：人参先煎另兑3钱，白术2钱，寸（麦）冬4钱，玉竹3钱，生地4钱，玄参4钱，(当)归身5钱，酒(白)芍4钱，鳖甲先煎4钱，秦艽2钱，陈皮3钱，枳壳炒1.5钱，炙甘草2钱；2剂，水煎服。

(二十六诊)1960年4月2日

西医病例摘录：病员精神佳，食欲好，心肺无特殊异常，上肢肘关节及指掌关节开始活动良好。

中医脉案：病员神志清楚，但神色仍疲惫，大肉枯槁，极度瘦弱，舌质红润，根部老黑黄苔正向黄苔转变，但面积逐渐缩小，说明胃气稍充，津液得以上布，脉仍濡弱，治以前法进退。

处方：党参8钱，白术3钱，云(茯)苓4钱，寸(麦)冬4钱，玉竹5钱，(当)归身5钱，酒(白)芍3钱，鳖甲先煎5钱，陈皮3钱，秦艽3钱，炙甘草2钱；2剂，水煎服。

(二十七诊)1960年4月4日

西医病历摘录：病员日来情况无特殊，上午给病人洗澡1次，约40分钟，出浴后换药，异体皮已接近全部脱落，去掉后无出血。

中医脉案：病员精神少充，胃纳增进，病情逐渐好转，舌质红润、根部老黄苔亦逐渐变为淡黄薄白，脉濡弱，仍以前法，原方照服2剂。

(二十八诊)1960年4月6日

中医脉案：病员睡意正浓，脉象和平，沉弦有力，舌质红润、根部老黄黑苔已转淡黄，舌之周围淡白苔四布，说明胃气已充，津液上布；肝功据陈大夫介绍(4时述)，少有改变，仍本前法。

处方：党参8钱，生耆(黄芪)4钱，白术3钱，玉竹3钱，寸(麦)冬4钱，(当)归身5钱，酒(白)芍3钱，柴胡1.5钱，秦艽3钱，丹皮3钱，炙鳖甲先煎5钱，生牡蛎先煎5钱，陈皮2钱，云(茯)苓4钱，甘草2钱；2剂，水煎服。

（二十九诊）1960年4月13日

中医脉案：上午9时半，病员肢体仍削瘦，但两目神气大增，两颧肌肉少见丰满，已呈红润，舌质红润，苔尖边薄白、中部微黄腻，肌肤温和，不凉不热，均为佳兆，脉沉弦小弱，时值春令而不生发，此其木郁不舒，胃气尚虚之故乎？当今治疗方针，仍以益气养营、和肝理脾之法则，使其气血充沛，肝得条达，中州健运，则春机阳和，长养万物矣。

处方：野党参3钱，生耆（黄芪）4钱，白术3钱，云（茯）苓4钱，玉竹3钱，柴胡2钱，薄荷后下8分，（当）归身4钱，酒（白）芍3钱，寸（麦）冬3钱，陈皮3钱，秦艽2钱，炙甘草2钱，2剂，水煎服。

（三十诊）1960年4月18日

中医脉案：患者精神充沛，面部肌肉少丰，语言清晰有力，舌苔黄而湿腻，据陈大夫介绍，肝功仍未恢复，结合脉证，仍以益气养津、和肝理脾法。

处方：人参须先煎另兑2钱，白术3钱，云（茯）苓3钱，（当）归身4钱，酒（白）芍3钱，寸（麦）冬4钱，酸枣仁炒4钱，川芎2钱，柴胡3钱，秦艽2钱，丹皮3钱，生鳖甲先煎5钱，生牡蛎先煎5钱，（鸡）内金2钱，甘草2钱；2剂，水煎服。

（三十一诊）1960年4月21日

患者面部肌肉增生，颜色红润，精神充沛，舌质肥嫩，苔白腻中部浮黄，大便不燥，小溲微黄，时噫气，脉濡弦，仍以前方加减。

处方：人参须先煎另兑3钱，白术3钱，（当）归身4钱，川芎2钱，酒（白）芍3钱，桃仁2钱，柴胡3钱，云（茯）苓4钱，寸（麦）冬3钱，酸枣仁炒4钱，丹皮3钱，生鳖甲先煎5钱，郁金打3钱，（鸡）内金3钱，甘草2钱；2剂，水煎服。

上方用意，除补益气血、养肝软坚外，原以火邪灼阴之后，阴络必受损耗而阻滞，故以补肝汤为主，佐入和血化滞之品。

**编者按：**该病案系1960年包头钢铁厂第一职工医院住院病例诊治全程记录。患者青年男性，20世纪60年代初正值中国经济困难、遭受饥荒时期，该患者营养基础较差，住院治疗2个月（2~4月间），临床过程为大面积烧伤（钢水烧伤），并发2次败血症（1次感冒）、多脏器损伤（脑、心、肾、肠胃、肝等损伤），采用中西医合作救治措施。在当时医疗技术条件低下、抗生素品种及效价远不充分情况下，运用中医学外科、温病及内伤理论与证治方法作指导，充分发挥了中医药辨证治疗在急症中的重要作用和突出疗效。路师面对从未接触、古籍且无记载的大面积钢水烧伤急危重症病情，以他深厚的中医温病和临床各科底蕴，沉着而果断，灵活而准确，识别判断以辨证，立法处方以用药。

在患者大面积烧伤、寸口皮肤不完整情况下，路师灵活运用《黄帝内经》三部九候遍身诊法，如脐间动脉以察肾气（元气），太溪以观肾阴（元阴），趺阳以测脾胃中气，额角之脉及耳前动脉以视太阳、少阳阳亢程度。甚或因创面限制而不拘于寸口及三部九候，采用遍身动脉诊法，可谓对中医脉诊应用之创见。

大面积烧伤，西医病理过程一般分为：体液渗出期、急性感染期、修复期三个阶段；常见并发症有肺部感染、肺水肿、肾功能不全、应激性溃疡、脑水肿、心律失常、水电解质代谢紊乱等。该患者因钢水大面积烧伤，并发败血症、多脏器损伤，路师将其急性期辨为火邪热毒、灼伤阴血、内陷心包，治以清营解毒、养阴透热、镇潜开窍法，运用清营汤、犀角地黄汤、羚羊角汤、青蒿鳖甲汤、安宫牛黄丸等，巧配防风，使火郁发之，防火毒内攻、动风致痉，第1次败血症之高热、神昏得到缓和。但患者继之出现腹胀、尿少、心律不稳、出汗等，为心脾肝肾气阴俱虚、脾阳不运、正气已亏，故第二阶段治宜清热养阴、益气理脾法；由于患者正气不支，败血症再次加重，始为腹泻水样便、色红黄味臭，路师认为中州湿盛，脾胃虚弱，无以运化水谷，清浊不分所致，采用四君子汤、春泽汤加减，健脾祛湿止泻、以防元气暴脱；第2次败血症，继出现寒战高热、肌肉颤震、稀便、形衰神疲，舌质赤两边灰滞、无苔、中根部红绛，脉沉弦数，为肝风内动、热毒复炽、中气已败，急以大补气阴、柔肝息风、潜镇摄纳，以及益气养血、佐以健脾和胃等扶正祛邪法，先后采用清营汤（加莲子、天麻、钩藤、石决明）、生脉散、三甲复脉汤、大定风珠、异功散、左金丸等加减，终使病情化险为夷。其后又因感冒高热、上半身散发荨麻疹，路师予益气养阴之中，少佐和解疏风之品，发热、皮疹即退，体现了运用中医治疗感冒重视辨证，虚人之体宜和解疏散、补益气阴、扶正达邪，忌过发汗。继而发现患者肝功异常，此时患者肌瘦肉削、身体极弱，又值春令，而患者阳气生发不足，路师遂予益气养营、和肝理脾之法，使其气血充沛，中州健运，肝得条达，则春机阳和，长养肌体，仿逍遥散、补中益气汤、大定风珠意，妙加秦艽既能清阳明肝胆湿热、又退虚热骨蒸，患者神气大增、肌肉渐丰、病情稳定。渐至恢复期，路师云："原以火邪灼阴之后，阴络必受损耗而阻滞，故以补肝汤为主，佐入和血化滞之品。"故终以补益气血、养肝软坚、和血化瘀法善后收功。

患者全程住院约2个月，处方27个、50余剂，大致分3个阶段、8个治疗策略或大法。特别是面对营养基础差的大面积烧伤，路师不仅很好运用外科烧伤及温病火邪热毒、灼伤阴血的理论，并注意到阴损及阳、气阴俱虚，尤其重视健运脾胃、补益中气，保护后天气血生化之源、防治阳气虚脱。因此，在大面积烧伤热盛正虚阶段，路师运用"大补气阴，柔肝息风，潜镇摄纳，益气养血，佐以健脾和胃"等扶正祛邪、顾护脾胃的治疗思想；恢复期认为"原以火邪灼阴之后，阴络必受损耗而阻滞"，倡用补益气血、和血化瘀法，皆是对中医论治大面积烧伤理论与实践的发展。总之，路师应对大面积烧伤复杂危重病情，细致入微、果敢准确，不仅将中医外科、温病及内伤理法方药运用得炉火纯青，并且对温病理论在钢水大面积烧伤的运用给予了重大发展与创新。

## 大面积烧伤案二

王某，男，5岁，病历号11807。

1960年4月12日

病儿因烤馒头跌在火炉上，烧着衣服，灼伤腹部及会阴、左腿部，烧伤严重，伤面达12%，Ⅲ度占3%，深Ⅱ度占4%，浅Ⅱ度占5%。初步诊断：严重灼伤（Ⅱ度4%、Ⅲ度3%），肺炎，消化不良。（请中医会诊）。

**（一诊）1960年4月18日**

患儿腹部胀大，青筋暴露，大便频数，消化欠佳，面色绯红紫黯，呼吸急促，喉中痰哮，胸膈不利，鼻红唇焦，舌淡苔白，脉弦数，胸部鸡胸，先天不足，后天伤脾胃。

治法：清肺止嗽，行气消胀。

处方：霜桑叶2钱，桔梗3钱，川贝打2钱，苏子炒1.5钱，杏仁3钱，炒黄芩1钱，陈皮2钱，焦三仙3钱，白芍3钱，（鸡）内金2钱，云（茯）苓3钱，前胡1.5钱；1剂，水煎2次后浓缩，1日分4次，微温服。

**（二诊）1960年4月20日**

儿科会诊病历简录：目前除肺炎外，菌血症值得考虑。今日患儿高热39℃以上，呼吸困难，似较昨稍重，心音尚有力，但心跳频速140~160次/分，肺啰音似细而密，但叩诊无实音，腹仍胀大，肝在肋下3横指左右。

中医脉案：患儿发热，神识欠清，呼吸少（稍）急，腹部仍胀大，按之软，喉中痰哮少减，但仍风燥痰稠，咯出不易，面红唇焦，舌质红赤，苔薄白，左手浮洪，右手弦数，手足指尖发凉，自汗出，为内有郁热、兼受外邪所致，治拟清肺解毒、和肝理脾法。

处方：玄参2钱，寸（麦）冬3钱，桔梗2钱，桑（白）皮1.5钱，炒黄芩1钱，杏仁3钱，海浮石先煎3钱，陈皮1.5钱，云（茯）苓2钱，焦三仙3钱，（鸡）内金1.5钱，川（黄）连打8分，广木香1钱，双花（金银花）3钱，甘草1钱；1剂，水煎浓缩，分4次，微温服；安宫牛黄丸1丸，分4次服。

**（三诊）1960年4月21日**

西医病历摘录：病儿夜间安静，嗜睡，有好转趋势，服安宫牛黄丸后，体温逐渐下降，血培养分离菌种为金黄色葡萄状球菌，且不像感染所致，因已用抗生素（红霉素、氯霉素）。今晨病儿精神萎靡不振，不爱睁眼，无明显消瘦，无力玩耍，常在嗜睡状态，意识清，唤之应声，血压、脉搏、体温、呼吸尚平稳，肝在肋下2横指，全身情况不好。今日血培养阳性。

中医脉案：患儿发热神昏少（稍）有好转，但喉中仍有痰哮声燥，呼吸少（稍）急，腹胀少（稍）减，按之软无甚痞硬，大便成形无潜血、次数减少，今日手足温暖，时汗出，舌质红赤、无苔，脉弦数，以前法出入。

处方：玄参3钱，寸（麦）冬2钱，桑（白）皮1.5钱，炒黄芩1.5钱，川（黄）连打8分，双花（金银花）3钱，海浮石3钱，陈皮1.5钱，云（茯）苓3钱，焦三仙3钱，（鸡）内金2钱，广木香打1钱，白术2钱，甘草1钱；1剂，水煎分服；安宫牛黄丸1丸，分服。

**（四诊）1960年4月23日**

西医病历简录：今晨患儿精神较昨天好，意识清，面色潮红，体温不高，喉中痰鸣多，腹胀，肝在肋下4横指（3cm），触之似有痛疼。11点后逐渐萎靡好睡，不饮不食，一般情况尚平稳。

中医脉案：下午3时半与韩、迟大夫会诊，患儿面色绯红，表情苦闷，不思饮食，强给则厌恶拒绝，少一安静即昏睡，神疲状态。时咳嗽，喉间痰哮，腹部虚胀按之软，青筋暴露，便绿溲黄，舌质红无苔，脉象浮数无力。体温较昨日少退，有稳定趋势。目前治疗方针，宜从脾胃着手，在饮食方面，建议多用易消化食物，不思饮食则不强给，营养方面，则靠输液输血供给，俾使脾胃少事休息，配合内服健脾宽胀药物，以恢复其脾阳运化功能，外作针灸，不知当否？请参考。

处方：杏仁 3 钱，黄芩 2 钱，川（黄）连打 1.5 钱，滑石 4 钱，清（半）夏 2 钱，橘红 2.5 钱，焦三仙 3 钱（焦麦芽、焦神曲、焦山楂各 1 钱），（鸡）内金 3 钱，白术 1.5 钱，云（茯）苓 3 钱；2 剂，水煎分服；牛黄清心丸 1 丸，分服。

为配合治疗腹胀，兼作针灸法，处方原则：清肺祛痰、健脾消胀。

处方：尺泽，右侧 1，直刺 2 分；足三里，双侧，直刺 3 分；肺俞，左侧 1，斜刺向下 2 分；平补平泻法，共 4 针，针后即起不留针。

**（五诊）1960 年 4 月 25 日**

西医病历摘录：昨夜大便 1 次，仍为黑绿色黏液，目前饮食方面应考虑清淡食物，而且按照中医路大夫提示，不要勉强以免消化道遭受严重损害，目前败血症已控制，今日精神较昨日强，不安睡，常哭闹，晨起吃稀饭，似很甜，但仍腹胀肠鸣，拉稀便。

中医脉案：患儿午后面色绯红，哭闹不安，发热已退，腹仍胀大，不时咳嗽，喉中痰哮，晨起胃纳稍开，中餐、晚餐仍恶食，大便日 1 行，为绿黏色便，舌质红无苔，脉弦数无力。

治以前法，原方加入沉香 1 钱，石斛 2 钱，照服 2 剂；牛黄清心丸 1 丸，分服。

针刺处方：

中脘，针刺 2 分；

内关，右侧 1，直刺 2 分；

足三里，左侧 1，直刺 3 分；

合谷，右侧 1，直刺 3 分；

行间，右侧 1，直刺 2 分；

共 5 针，俱不留针，平补平泻法，点刺。（点刺法）系根据《灵枢·逆顺肥瘦》刺婴儿法："婴儿者，其肉脆，血少气弱，刺此者，以毫针，浅刺而疾发针"。

（六诊）1960年4月27日

中医脉案：患儿今日上午较安静，咳嗽减轻，胃纳少进，大便成形，但仍腹胀，形衰无神，舌质红，苔微白，脉细数。有心律不齐情况，根据脉证，拟补气养血、和肝理脾法。

处方：人参先煎1.5钱，玉竹3钱，寸（麦）冬3钱，石斛3钱，扁豆2钱，莲子2钱，当归1.5钱，陈皮1.5钱，（鸡）内金3钱，白术2钱，云（茯）苓3钱，炙甘草1钱；2剂，水煎分服。

（七诊）1960年4月28日

西医病历摘录（昨晚病情讨论会）：患儿下午高热持续，烦躁不安，面色红紫，心跳呼吸快，腹胀肝大，虽血培（养）未回报，但一致认为是败血症又出现。

儿科会诊：目前病情仍危重，除败血症未控制外，脱水亦较明显，约为中度，一般情况差，皮肤松弛，心音尚有力，心跳120次/分，肺偶有干性啰音、偶夹湿鸣，腹软，肝大（肋下）1.5cm。

中医脉案：患儿面色绯红，精神烦躁，哭闹不休，虚热无神，腹胀便溏，舌质红紫，无苔，脉虚弦数，时呕吐，证属阴虚阳越，病情危重，急以扶正祛邪、运脾和胃法。

处方：人参先煎2钱，寸（麦）冬3钱，扁豆2钱，焦三仙3钱（焦麦芽、焦神曲、焦山楂各1钱），白术3钱，生耆（黄芪）5钱，茯苓4钱，莲子2钱，陈皮2钱；2剂，水煎分服。

1960年4月30日

西医病历摘录：昨晚睡眠佳，一般情况平稳，呼吸少快，体温脉搏平稳，昨天（血）培养为（+）、金黄色葡萄球菌。下午3时路大夫看病儿，认为患儿脉濡数，脾胃功能虚弱，体质太弱，为败血症晚期症状。晚餐可不进食，续服前药，明日再诊。

（八诊）1960年5月2日

西医病历摘录：晨会讨论，国院长参加。大家一致认为心脏有问题，考虑为毒素作用之心肌炎，表现心律不齐，心律减慢，有漏掉80~60次/分，处理保护心脏。

中医脉案：病儿神志尚清，腹胀大减，胃纳增加，但形衰神疲，表虚自汗，腹泻便溏，消化不良，目眵溲短，舌质灰滞，舌苔淡黄，脉结代无力。拟补气养血、扶正祛邪、健脾和胃、渗湿止泻法。

处方：人参先煎2钱，生耆（黄芪）5钱，白术3钱，茯苓4钱，归身3钱，酒（白）芍2钱，清（半）夏1.5钱，陈皮1.5钱，草（豆）蔻打8分，焦三仙3钱（焦麦芽、焦神曲、焦山楂各1钱），猪苓2钱，炙甘草1钱；1剂，水煎分服。

（九诊）1960年5月4日

西医病历摘录：患儿睡眠好，体温在37℃左右，下（后夜）2时体温高38.5℃，血压不稳定，呼吸平稳，心跳不规律，108~142次/分，有漏掉，已请内科作心电图，并请院外会诊。

中医脉案：患儿精神转佳，面红少退，唯形体疲惫，动则汗出，腹胀减小，肌肉消瘦，大便变硬，次数减少，舌质淡，苔白，脉虚数，时见结涩无力，喉中仍有痰哮，宜前方出入。

处方：人参先煎2钱，生耆（黄芪）5钱，桂枝1.5钱，酒（白）芍2钱，云（茯）苓3钱，麦冬3钱，白术3钱，炮姜5分，归身2钱，清（半）夏1.5钱，焦三仙3钱（焦麦芽、焦神曲、焦山楂各1钱），杏仁2钱，陈皮2钱，炙甘草1.5钱；1剂，水煎分服。

（十诊）1960年5月6日

西医病历摘录：上午病儿有微热37.8℃，精神好，有时自玩耍，食欲好，无恶心呕吐，心跳偶尔有漏掉，在110~120次/分之间，无杂音，偶尔喉部痰鸣，无呼吸困难，肝大肋下3横指，大便2次为黄绿色软便，近3日来好出汗，每少动即大汗。

中医脉案：患儿精神尚佳，腹胀得宽，腹泻转轻，但疲惫无神，阳虚自汗，咳嗽轻微，舌苔中心黑糙干枯、边薄白，舌质淡红，脉虚数、仍有结代。宗前法出入。

处方：人参先煎2钱，生耆（黄芪）5钱，桂枝2钱，白芍3钱，茯苓3钱，麦冬3钱，川附片先煎20分钟6分，归身3钱，清（半）夏2钱，陈皮2钱，炙甘草2钱，2剂，水煎分服。

### （十一诊）1960年5月8日

西医病历摘录：病情尚稳定，精神食欲尚可，白天心律尚齐，平均心率在120次左右，至午夜时心律不齐，停跳明显3~5次/分，至下（后夜）3时半平均停2次/分，心率95次/分，肺呼吸音清晰，目前病儿情况仍危重，注意观察。

1960年5月9日

中医脉案：脉见结代，动则汗出，夜间盗汗，阴阳两虚，形体疲惫，面皖神疲，胃纳少增，便黏色绿，小溲短黄，舌质淡红，舌苔薄白。治以生脉散加减主治，佐入理脾养阴潜镇之品。

处方：人参先煎2钱，寸（麦）冬4钱，五味子2钱，生地4钱，石斛3钱，朱茯神3钱，生耆（黄芪）4钱，（当）归身4钱，酒（白）芍3钱，玉竹3钱，阿胶珠2钱，生龙骨、生牡蛎均先煎各6钱，炙甘草3钱；2剂，水煎分服。

1960年5月10日

西医病历摘录：昨日一般状态良好，睡眠好，心律规律，未见心律紊乱现象，醒后精神好，食欲佳，无其他病情变化。

### （十二诊）1960年5月11日

昨日一般情况好，心律大致规则，夜3点左右，心律约90次/分，每分钟约2~3次间歇，夜间仍出冷汗较多，食欲尚好，但有择食现象，精神好。

中医脉案：患儿精神转佳，但仍卫气不固，动则汗出，胃纳尚可，大便日 2~3 次，脉象虚弦，结代现象减少，舌质红赤，苔因刚服西药未看到。原方去石斛，照服 2 剂。

1960 年 5 月 13 日

西医病历摘录：患儿昨日情况平稳，体温最高 38℃，精神佳，醒来常自己玩要，逗之常笑，饮食增加。

### （十三诊）1960 年 5 月 14 日

中医脉案：病儿精神少充，胃纳亦增，自汗盗汗大减，脉象虚弦无力，已无结代现象。但腹部微胀，喉中有痰，腹部创面暗红而不鲜泽，且增生很慢，舌质淡红，苔微白。

治疗方面，仍以生脉散加减，佐入大补卫气营阴之品，以期创面迅速增生。

处方：人参先煎 2 钱，寸（麦）冬 4 钱，五味子 2 钱，生地 3 钱，朱茯神 4 钱，生耆（黄芪）6 钱，归身 4 钱，酒（白）芍 3 钱，玉竹 3 钱，生龙骨、生牡蛎均先煎各 6 钱；2 剂，水煎分服。

1960 年 5 月 19 日

西医病历摘录：近几日来病儿一般情况好，食欲、睡眠均佳，二便无异常。即可出院。

### （十四诊）1960 年 5 月 20 日

中医脉案：病儿精神大振，玩要歌唱有笑容，胃纳尚可，自汗大减，脉象濡弦，已无结代现象。但面色午后仍少绯红，头部虚汗，喉中痰哮，腹部创面仍增生很慢，舌质淡苔薄白，仍属气阴不足，大补气血以资巩固。

处方：党参 3 钱，白术 3 钱，云（茯）苓 3 钱，炙甘草 2 钱，归身 3 钱，酒（白）芍 2 钱，陈皮 2 钱，生耆（黄芪）4 钱，生鳖甲先煎 5 钱，生牡蛎先煎 4 钱，寸（麦）冬 2 钱，玄参 2 钱；2 剂，水煎分服。

**编者按**：该案系 5 岁男性患儿，因炉火致严重烧伤（Ⅱ度 4%，Ⅲ

度3%），合并肺炎、败血症、消化不良、心律失常，经中西医合作积极救治，住院38天，中药处方14个、24剂，联用针刺处方2次，患儿得以转危为安。该患儿成长于困难饥荒年代，素有疳积，脾胃不和、营养不良，复被火邪热毒灼伤，热毒入营，兼感风热化燥，痰热壅闭于肺，逆陷心包。故急性期路师治以清肺解毒、清心开窍、理脾消胀法，宗清营汤、桑白皮汤（《古今医统》）、香连丸、保和丸意化裁，配用安宫牛黄丸。路师传承家学，对针灸颇多造诣，临证喜以针药并施，以达快速取效。本患儿发热、咳喘、腹胀，采用快速针刺（尺泽、足三里、肺俞、中脘、内关、合谷、行间）平补平泻法，以助清肺祛痰、健脾消胀。继采用补气养血、和肝理脾法中药，患者危重复杂的病情得到好转。然因患儿体质薄弱，热毒扰心，耗伤气阴，并发心律失常；正气不支而再次出现败血症，呈现阴虚阳越、心脾肾阳欲脱、升降逆乱之势，急以益气助阳、健脾和胃、渗湿止泻、补阴养血、扶正祛邪法，采用理中汤、六神散（《奇效良方》）、生脉散、炙甘草汤、加减复脉汤等化裁，使腹泻止、心律复，以救虚脱于未然；继以益气理脾、养阴潜镇法调治，患儿热势渐退、精神好转、脾运复健、心律稳定；终以大补气血、养营潜阴，以资创面生长、巩固病情。纵观该案，表明路师对小儿烧伤，除清热解毒育阴，全程不忘小儿稚阴稚阳之体，顾护脾胃、补益气血、扶正祛邪，这也体现了路师重脾胃思想在儿科烧伤中的运用与发展。

## 大面积烧伤案三

周某，男，53岁，病历号：12123，入院日期：1960年4月27日。

入院记录：病员于晚间8时左右汽灯爆炸、汽油燃烧，致烧伤急救而送入我院。检查：神志清楚合作，疼痛不语，头颈已开始肿胀，手足创面，背部表皮脱落，心音心律无异常，腹软，肝脾未触及，四肢无出血点，左腕有畸形，可触及骨折，阴部及肛门正常。初步诊断：严重烧伤（面积43%、Ⅲ度15%以上），腕骨骨折。

### （一诊）1960年4月28日下午6时半

中医会诊：患者昨晚被汽灯爆炸、烧伤头面、颈、臀及背，两手、右足表皮剥落，现头肿如斗，目不能开，唇肿，舌质赤、苔薄白，头痛烧伤部分疼痛，时呕吐为喷射性，左足趺阳脉微弱，足厥阴弦弱，足少阴肾脉微细，大便今日未行，小便经导尿量不甚少，意识尚清，但时昏晕，咽颈肿痛，呼吸不利，痰声辘辘。

根据此情况，加以年老体弱且又伤及头面部，古人认为头乃诸阳之会，是脑髓之海、元神之府，受外伤之后，病变丛生，确属严重。当前治疗，拟以普济消毒饮加减，以治大头瘟之法治之，佐入清咽利膈之品。

处方：淡黄芩2钱，连翘3钱，牛蒡子3钱，桔梗3钱，板蓝根3钱，玄参4钱，僵蚕2钱，马勃2钱，蝉蜕3钱，杏仁2钱，川贝打2钱，竹茹3钱，清（半）夏3钱，陈皮2钱，羚羊角先煎5分；2剂，水煎2次后浓缩，分2次微温服。

### （二诊）1960年4月30日

西医病历摘录：昨夜病人能入睡，T、P、R及血压皆正常，呼吸有时因喉头水肿及分泌物不太通畅，不时醒来，但咳不出，但无呼吸困难情况。病员上午情况尚佳，睁眼亦可见眼裂增大，精神神志清楚，无重要不适，喉部仍有较多黏液，目前主要问题在预防败血症，头颈水肿已迅速消失，预防肺部并发症。

中医脉案：患者神志尚清，面部肿胀少退，两眼微睁，呕吐已止，唇肿焦痂、舌干咽燥，有痰，呼吸不利，胃纳少思，小便已通，趺阳脉弦数，呈少阴脉微细，足厥阴脉沉弦，治以上法，佐入化痰之品。

处方：玄参4钱，牛蒡子3钱，桔梗3钱，板蓝根3钱，双花（金银花）5钱，连翘3钱，马勃2钱，川贝打2钱，杏仁3钱，黄芩2钱，清（半）夏3钱，竹茹3钱，陈皮2钱，苏子炒1.5钱，甘草3钱；2剂，水煎服。

**（三诊）1960年5月2日**

西医病历摘录：病人一般情况好，夜间睡眠安，饮水较多，体温逐渐下降。呼吸道通畅，无痰鸣声。

中医脉案：患者今日精神转佳，两目能睁，胃纳增加，矢气数转，无腹胀，只咽喉不利、呼吸少滞，舌质绛苔黄，脉弦数，饮食有咸味。原方照服2剂。

**（四诊）1960年5月4日**

西医病历摘录：昨日下午2时体温上升至39℃，但患者无任何不适，亦不觉发热，用复方奎宁1支及擦浴后逐渐下降至38℃左右。背部创面干，（烧伤）Ⅱ度痂皮已有脱落趋势，食欲尚好。曾腹泻1次，为红褐色稀便，排到床上，病人不知，睡眠尚佳。

中医脉案：患者神志尚清，面部水肿见消，呼吸少畅，吞咽顺利，腹泻便溏，小便黄赤，舌质灰黯，苔黄干燥。皮肤用酒精擦后则发生红晕。

处方：沙参4钱，玄参3钱，桔梗3钱，寸（麦）冬3钱，玉竹4钱，云（茯）苓3钱，黄连打1.5钱，丹皮2钱，当归3钱，丝瓜络3钱，石斛3钱；2剂，水煎服。

（五诊）1960年5月6日

西医病历摘录：今日上午研究，提出3个问题：①病员每日换药后高热39~40℃，精神尚佳。②白细胞总数渐高，且左移现象（白细胞分类）亦明显。③尿多，出量大于入量，近2日来更加明显。决定如下：高热应排除败血症，换药刺激也可能，但考虑加用青霉素100万单位，每6小时1次，以观察对菌的抑制作用。

中医脉案：患者面部伤肿大消，胃纳尚佳，但较前少减，舌质紫黯，苔灰黑，腹胀便干，小便量多，午后高热，脉弦数。

处方：生地6钱，丹皮4钱，山药4钱，玄参4钱，连翘3钱，羚羊角先煎5分，寸（麦）冬4钱，川（黄）连打3钱，双花（金银花）5钱，甘草3钱；2剂，水煎服；安宫牛黄丸1丸，分服。

（六诊）1960年5月7日

西医病历摘录：病员无重要不适，只觉右颈面部湿敷处发紧，夜间3时服药后，神志清楚，合作，安静，体温自昨日白天39.1℃，用复方氨林巴比妥1支后而持续下降，目前应注意败血症之发展情况及使用青霉素效果。

中医脉案：病员意识尚清，胃纳尚佳，午后高热亦较昨日为低，（昨39.4℃，今38℃左右）左脉虚弦无力，舌质赤绛，舌苔灰黑，但较昨日少退，小便量较前减少。据陈大夫介绍血培养有金黄色葡萄球菌，应注意败血症之发生。从脉证上看，患者年高体弱，外受灼伤，津液久耗，故现午后高热，为阴虚发热之候，治疗原则亟宜填补真阴，以增液汤、三甲复脉汤加减。

处方：沙参5钱，寸（麦）冬4钱，生地、玄参各5钱，白芍3钱，丹皮3钱，山药4钱，川（黄）连3钱，阿胶烊化3钱，生鳖甲、龟甲各5钱；1剂，水煎服；牛黄清心丸1丸，分服。

（七诊）1960年5月8日

西医病历摘录：昨夜睡眠好，自述很舒适，无寒战、糊涂做梦、谵语现象，今日意识清醒合作，无肌颤谵语及特殊不适，中午见6日血培养为金黄色葡萄球菌生长，对地霉素、四环霉素、青霉素均耐药，只是对红霉素高度敏感，午后发热，体温39.9℃。

中医脉案：病员面肿已消，神志尚清，胃纳少差，午后发热嗜睡乏神，脉虚弦数，舌质红绛，舌苔根部发黑较重，中尖为少，小便量少，以前方出入。

处方：犀角先煎5分，生地4钱，沙参4钱，玄参3钱，山药4钱，生鳖甲5钱，秦艽2钱，丹皮3钱，白芍3钱，寸（麦）冬4钱，川（黄）连打2钱；2剂，水煎服。

1960年5月11日—5月13日

西医病历摘录：

11日：病员昨日忽又高热，目前病人仍有败血症，虽精神症状始终未出现，但考虑血培养与体温仍有一定价值，需严密观察。

13日：昨日病情较平稳，下午4时体温最高38℃，较以往之高峰为低，颈部因敷料揭去干后疼痛，不能忍受，影响食欲及睡眠。夜间睡眠好，未有做梦等。

（八诊）1960年5月14日

中医脉案：病员神志清楚，胃纳尚可，面颈部肿胀均消退，颈部创面良好，大便正常日1行，小溲短黄，舌质绛，苔灰黑、根部全黑、但湿润有津，脉虚弦数，照8日方服2剂。

（九诊）1960年5月20日

西医病历摘录：病人精神萎靡，好平卧不语，似嗜睡状，意识清晰，食欲不佳（自昨日起），及吃早饭，想吃冷食，服药引水吃饭，常引起恶心，平时稍差，未呕吐，T、R、P平稳。

中医脉案：病员形疲神疲，极度虚弱，静而少言，动作乏力，不发热，舌质黯赤，唾多而黏，舌苔根部黄黑如炭状无根。头晕时痛，胃纳不思，强食则呃逆呕吐，喉间不利，大便日 1 行，不干不溏，小便短少色黄（饮水、食物均不思），思凉饮，倦嗜寐，脉象沉弦无力而小数，据迟大夫介绍血中培养有金黄色葡萄球菌生长，败血症应予以注意。

从以上脉证来看，属于阴液久耗，脾阳衰微，纳谷无权，浊气不降，手足少阴将竭之候，证情危重，正不胜邪，当前治疗方针，拟先益气理脾、和胃止呕，培后天之本，再以扶正祛邪，滋养肝肾。

处方：人参须先煎 2 钱，白术 3 钱，清（半）夏 3 钱，茯苓 4 钱，陈皮 2 钱，吴（茱）萸 3 钱，黄连打 3 钱，竹茹 3 钱，川（厚）朴 2 钱，焦三仙 3 钱，草（豆）蔻打 1.5 钱；2 剂，水煎浓缩，分 4 次服。

**（十诊）1960 年 5 月 21 日**

西医病历摘录：病人昨夜睡眠好，无梦，恶心减轻，晨 4 点想吃饭，精神稍振作。

中医脉案：病员昨夜服中药 3 次（1 剂半），呕吐大减平静舒适，今晨精神少乏，腹空觉饿有说矣，无呕吐，仅吐白沫 2 口，正食稀饭，恶食油腻及面食（饺子面条），小溲增多，总的情况较昨日少有好转，但年高体弱，形衰神伤，两脉濡弱，舌紫绛，中尖部苔属白、根部仍有黄黑、苔黑如炭色而无根。治疗方针仍宗前法，今日头不痛。

处方：人参先煎作茶饮 2 钱，白术 3 钱，清（半）夏 3 钱，茯苓 4 钱，吴（茱）萸 3 钱，黄连打 3 钱，竹茹 3 钱，枳壳炒 2 钱，草（豆）蔻仁打 2 钱，焦三仙 3 钱，陈皮 3 钱；2 剂，水煎服。

**（十一诊）1960 年 5 月 22 日**

病人精神尚好，食欲不佳，恶心呕吐，吐黏液水 3 次，未大便。

中医脉案：病人形衰神疲，胃纳呆滞，仍有恶心呕吐，吐出如白沫，据述从胃部上气而来，腹疼胀满不适，两目眵多，小便黄，舌质紫黯，根部苔黄带黑，但津液满口不干枯，脉象沉弦数，仍以和胃止呕法。

处方：苏叶后入2钱，清(半)夏3钱，藿香后入2钱，川(厚)朴1.5钱，白术3钱，茯苓4钱，吴(茱)萸3钱，黄连打3钱，陈皮2钱，焦三仙3钱，栀子1.5钱，竹茹3钱，草(豆)蔻打2钱，(大)腹皮3钱；2剂，水煎服。

针刺疗法：健胃止呕。

中脘1，捻转进针3分，中气法；

足三里，双侧2，捻转进针5分，先补后泻；

内关，左侧1，捻转进针3分，得气后慢；

共4针，留针10分钟，针后腹部雷鸣2次，腹部觉适，无其他副作用。

**(十二诊)1960年5月23日**

西医病历摘录：病人精神好转，精神振作，不好睡，食欲稍好，晨吃大凉粉1大碗，白天常常恶心，上午呕吐2次皆如水，昨夜睡眠好，无梦。

中医脉案：病人今日神志清楚，精神较佳，胃纳少开，呕吐大减，但仍疲惫，语言无力，舌质紫黯如猪肝，舌苔黯黑如炭、中根部满布，但非常湿润不干枯，说明脾胃之气阴两伤，津液不能上布，今日胃纳少开，故中部亦现黑苔，如能由黑转入黄苔将是佳兆，否则危重，治疗方面急以填补胃阴、补益肝肾以期胃气开、精气化而心肾得营，舌苔转，病渐恢复，脉濡弦小数。

处方：人参先煎2钱，寸(麦)冬4钱，石斛4钱，玉竹3钱，何首乌3钱，吴(茱)萸3钱，黄连打3钱，清(半)夏3钱，茯苓4钱，竹茹3钱，陈皮3钱，白术2钱，焦三仙3钱；2剂，水煎服。

**(十三诊)1960年5月27日**

昨夜睡眠好，无恶心呕吐，今日精神食欲均有进步，考虑目前已基本好转。

中医脉案：病员今日神志清楚，呕吐已止，胃纳少增，精神转佳，但仍疲惫乏神状态，舌质紫黯，舌苔已变浮黄微黑，已不太黑如炭状，据述以前咀嚼饮食，舌硬维艰而不愿进食，近2日来舌体柔和，动作灵便，愿进饮食而不呕吐，大便数日未行，小便清长，脉象濡数。治疗仍以养胃阴、益肝肾，以前方出入。

处方：人参先煎2钱，玉竹3钱，寸（麦）冬4钱，石斛4钱，何首乌3钱，白芍3钱，生地3钱，吴（茱）萸3钱，黄连打3钱，清（半）夏3钱，茯苓4钱，竹茹3钱，陈皮2钱，当归3钱；2剂，水煎服。

1960年6月9日

西医病历摘录：病人1天食欲不佳，未进食常恶心未呕，高热，精神稍萎靡，心腹(-)，左肺肩胛下有少量小水泡音，全身皮疹未见消退（自6月5日开始起皮疹），部分似出血点，下午皮科会诊，认可皮疹为药物所致，发热可能与皮疹有关（5日下午开始发热39.7℃）。

**（十四诊）1960年6月10日**

中医会诊：病员自6月5日，身起皮疹，肤色黯红，如血风疮弥漫全身，无刺痒，高热，神清，时恶心欲吐，大便干燥，小便黄赤，胃纳无多，口苦咽干，舌质紫绛而黯，舌苔灰滞，脉象沉弦数，此阳明蕴有内热、经络阻滞所致。拟凉血清热解毒法。

处方：犀角先煎5分，生地4钱，丹皮3钱，川（黄）连打先煎2钱，茜草2钱，白茅根6钱，侧柏叶3钱，黄芩炭3钱，地榆炭3钱，丝瓜络3钱，双花（银花）5钱，（蒲）公英4钱，连翘3钱，甘草2钱；2剂，水煎服。

**编者按：**该病案系53岁男性患者，因汽灯爆炸、汽油燃烧致严重烧伤（头面颈臀背手足等部位，面积43%、Ⅲ度15%以上），合并喉头水肿、腕骨骨折、败血症，采用中西医合作救治措施，共住院44天，中药处方10次、25剂。中医治疗过程大致分为以下4个阶段。初起急性烧伤，头面、颈、臀、背、两手、右足表皮剥落，头面肿痛如斗，咽颈肿痛，呼吸不利，痰声辘辘，时昏晕、喷射样呕吐。路师考虑患者年长体弱、火毒灼伤头颈等处，恐病重多变，借鉴温病学治大头瘟之法，佐清咽利膈，拟普济消毒饮(《东垣试效方》)加减，4剂后病情好转，头面肿痛、咽喉水肿渐消，体温下降，精神转佳。继因大面积烧伤合并败血症，渗液阴伤，气营两燔，高热嗜睡，先后予清营解毒、填补真阴，采用清营汤、增液汤、三甲复脉之属，联用红霉素抗感染，热势稍退；但患者纳差恶心，神倦嗜寐，少气懒言，极为虚弱，舌质绛、苔灰黑湿润有津，脉虚弦数，路师认为“属于阴液久耗，脾阳衰微，纳谷无权，浊气不降，手足少阴将竭之候，证情危重，正不胜邪，当前治疗方针，拟先益气理脾，和胃止呕，培后天之本，再以扶正祛邪，滋养肝肾”，选六君子汤、厚朴温中汤、苏叶黄连汤、左金丸、温胆汤加减，联合针刺中脘、足三里、内关等穴，呕吐大减；继养胃阴、益肝肾善后。但患者在恢复中出现药疹发热，路师辨证为阳明蕴有内热、经络阻滞所致，以凉血清热解毒法而愈。纵观本案病情急重错杂、全程跌宕起伏，路师临证果敢灵活，辨证入微，用药精确，针药并施，中西配合，每使患者化险为夷。

## 大面积烧伤案四

陈某，男，25岁，试验厂一车间临时工。

（一诊）1960年4月26日

病员于晨4时因刮大风睁不开眼误入开水池中，水温不详（估计在90℃以上），落入水中时间不详，经保健站急救送来我院，6时半直接送入手术室，于7时半经静脉输液、导尿、扩创、盐水冲洗、人工冬眠、补液后，病人烦躁不安，经静注硫苯妥钠，病人回病房后（晚10时半）仍处于休克状态，血压虽可测得，高压在100~125mmHg，但舒张压有时测不到。

中医脉案：患者病史已参阅。现患者从颈以下至足趾等处均肿胀、瘀血、疼痛，表皮脱落，神志尚清，自述口干舌燥，渴欲饮水，夜不能眠，有烦躁昏晕现象。面赤唇焦，舌质红苔白有芒刺，两耳颊部亦有烫伤，表皮脱落，无法诊脉。根据以上脉证，宜防火毒内攻，邪转阳明，急以清热解毒、养阴安神之剂。

处方：羚羊角先煎5分，玄参5钱，生地4钱，寸（麦）冬4钱，川（黄）连打3钱，防风3钱，荆芥3钱，双花（金银花）1两，连翘5钱，丹皮3钱，天竺黄1.5钱，生牡蛎先煎5钱，甘草3钱；2剂，水煎2次后浓缩，分2次微温服。

（二诊）1960年4月28日

西医病历摘录：病员仍处于酸中毒状态中，虽经静点乳酸钠，但始终未能矫正，近来血浓缩之现象渐重，根据血细胞比容增高数字，决定补充血浆500ml，于晨1时半开始，同时输入乳酸钙，经数小时观察，酸中毒情况虽未完全矫正，但已有好转，每小时尿量增加，甚至达100ml左右，全身已应用红霉素600mg，以抗感染及败血病。

中医会诊：下午5时20分，神志尚清，自述口渴较昨日少减，但仍思饮，全身红肿痛疼，夜间欠安，大便已3日未解，舌苔转黄，唇焦舌干，拟以四顺清凉饮加减。据冯大夫介绍，患者白细胞逐渐减少。

处方：防风3钱，川羌（活）2钱，当归4钱，赤芍3钱，川军（大黄）后下1钱，桂枝2钱，生牡蛎先煎5钱，丝瓜络3钱，牛膝2钱，生耆（黄芪）5分，丹皮3钱，甘草3钱；1剂，水煎分服；安宫牛黄丸，1丸，分服。

（三诊）1960年4月29日

西医病历摘录：上午讨论意见：①液体回收期间注意液体电解质平衡；②预防及控制败血症。下午翻身俯卧觉舒适，但有恶心感，未吐，仍有畏冷，寒战明显，夜饭拒食，饮水较多。

中医脉案：下午4时半，患者今日仍口渴思饮，舌质红苔白，已不甚黄，小溲短黄，全身仍肿痛，面部较前少消，睡眠不安，今日矢气数转，但无大便，时恶寒抖颤，仍以“清热解毒、活血消肿”法。

处方：防风、川羌（活）各3钱，当归4钱，赤芍、丹皮、连翘、猪苓、甘草各3钱，丝瓜络5钱，栀子2钱，大黄后下1钱，双花（金银花）5钱，玄参4钱，生地4钱，滑石包4钱；2剂，水煎分服；安宫牛黄丸，2丸，分服。

（四诊）1960年4月30日

西医病历摘录：病人夜间一般情况好，T、P、R皆好，但睡眠不好，常诉发冷，下午大便7次，其中5次为稀便，无腹痛腹胀现象。

中医脉案：今日已不甚口渴，舌尖绛苔微黄，但少有滋润不甚干枯，小便增加，全身肿胀少退，但今日大便（昨夜下1时起）7~10次左右，量多色为柏油样便，腹不胀，头昏，周身酸痛不适，恶寒抖颤减轻。治法拟随证转入清肠胃、凉血解毒，防止热邪内陷，有伤阴络，使血妄行。

处方：葛根、黄芩炭、甘草、云（茯）苓、猪苓、生地、地榆炭各3钱，黄连打2钱，双花（金银花）炭4钱，丝瓜络4钱，三七粉装胶囊1.5钱；1剂，水煎服。

（五诊）1960年5月2日

西医病案摘录：昨夜情况平稳，精神好，情绪佳，食欲亦好，T、P、R有上升，无寒战呓语，但睡眠欠佳，经注杜冷丁后，仅睡1小时左右。午后神志不太清，有认不得人的情况，但翻身后经休息又好转，情绪尚好，一般情况平稳。

中医脉案：病人神志半清，昏迷谵语，言语迟钝，自述头痛，周身酸痛，全身肿胀少退，大便次数减少，但仍有潜血腹不痛，舌质赤、苔黄，仍以“养阴清热、调肠止血”法。

处方：玄参、玉竹、寸（麦）冬、白芍、地榆炭、双花（银花）炭各3钱，石斛、生地、藕节各4钱，炒黄芩2钱，三七粉入胶囊1钱，防风1.5钱；1剂，水煎分服；安宫牛黄丸1丸，分服。

（六诊）1960年5月4日

西医病历摘录：昨晚一般情况好，体温较高在38~39℃之间，精神尚好，睡眠时间不长，尚不足5小时，食欲尚好。到下午体温一直在38.7~39℃，下午6时开始有寒战，神识清，呻吟不适，周身有鸡皮疙瘩，近连续4~5日，下午高热在38~39℃。

中医脉案：患者神志半清，时呓语，头痛轻，大便转为青绿色，已不甚黑黯，时有烦躁，发冷发热，不能入睡，舌赤，苔微黄干燥，此为阴微久耗，发热所致，仍以上法，佐入育神之品。

处方：玄参3钱，玉竹4钱，寸（麦）冬3钱，石斛4钱，生地3钱，白芍3钱，丹皮2钱，炒黄芩2钱，（阿）胶珠4钱，三七粉装入胶囊1钱，银花炭3钱，炒枣仁4钱，黄连打1.5钱，甘草2钱；2剂，水煎分服；安宫牛黄丸，1丸，分服。

（七诊）1960年5月6日

今日上午情况较昨日下午有好转，但神志仍未清醒，也不能很好合作，昨日血培养仍阴性。

中医脉案：患者昏迷谵语，手足抽动，肌肉亦有时振掉，舌质赤，苔有白芒刺（微黑），干枯无津，舌发强硬，午后发热，此火毒入传心包所致，腹胀、大便潜血减少，小便黄赤，急以清营汤加减，佐入柔肝息风之品。

处方：羚羊角先煎或粉5分（未用），生地5钱，玄参4钱，寸（麦）冬4钱，丹皮3钱，白芍3钱，（阿）胶珠后入烊化3钱，钩藤后下3钱，川（黄）连打1.5钱，天麻2钱，生石决明先煎5钱，天竺黄打1.5钱，双花（金银花）5钱，甘草2钱，生龙牡先煎6钱；2剂，水煎分服；牛黄清心丸，2丸，分服。

（八诊）1960年5月7日

西医病历摘录：病员昨夜间12时后，情况渐趋稳定，表现谵语少，意识较清楚，自述全身干燥难受，下4时仍未安睡，今日中午一般情况有改进，神志清楚无明显谵语，能合作。

中医脉案：患者今日神志不清，谵语减少，自述有时头痛，全身不适，但两目仍呆滞无神，两手及肌肉仍时有抽动，苔薄白有芒刺，已无黑色，舌质赤少有津液，已不甚干枯，前方照服1剂，牛黄清心丸2丸，分服。

（九诊）1960年5月9日

西医病历摘录：昨晚患者一般情况较好，神志清楚合作，但偶尔仍有谵语，日间神志不太清楚，精神疲乏不能入睡，仍不时谵语，但能合作，呼之能应对，躁动不明显，血培养仍（－）。

中医脉案：患者时有谵语，睡卧不安，形体极度疲惫无神，但较前谵语大减，问之解答，手足时颤动（较前亦减），舌尖绛红，苔灰滞有津，脐间动气甚弱，两耳前脉弦数有力，口鼻之脉沉弱，拟以养阴育神之剂。

处方：人参先煎2钱，寸（麦）冬4钱，石斛3钱，玄参3钱，生地3钱，钩藤后下3钱，茯神4钱，炒枣仁4钱，丹皮、白芍、天麻、（阿）胶珠后入烊化各3分，生龙骨先煎6钱，生鳖甲先煎5钱，甘草2钱；2剂，水煎服。

**（十诊）1960年5月11日**

西医病历摘录：昨夜能熟睡，偶尔谵语，手足有时乱动，晨6时仍在睡中，一般情况良好，体温在37.7℃，脉搏126/分，呼吸24/分，上午神志尚清，能合作，食欲较好，到中午自述不能识别人，至下午仍未见好转，但对手指拳头识别很清，体温虽稍下降，而血培养阳性，有金黄色葡萄球菌生长，且对红霉素高度敏感，食欲尚好，神志尚清楚，继续静脉滴注红霉素及葡萄糖注射液。

中医脉案：患者意识尚清，但疲惫无神，时谵语，肢体振掉减少，但仍时作，自觉发冷，微有寒战，胃纳尚可，夜间少安，昨夜俯卧时鼻衄出血，舌质赤，苔黄边白，中部有浅黄芒刺，脐间动气无力，两耳脉弦数，以前法佐入凉血解毒之品。

处方：犀角1钱，生地5钱，寸（麦）冬4钱，玄参4钱，双花（金银花）4钱，黄连打3钱，丹皮3钱，白芍3钱，生龟甲先煎5钱，生牡蛎先煎5钱，生鳖甲先煎5钱，天竺黄1.5钱；2剂，水煎分服；安宫牛黄丸2丸，分送。

**（十一诊）1960年5月14日**

西医病历摘录：病员自昨日午后4时即有尿频尿急症状，但无尿痛，昨夜最长时间半小时1次，每次尿量甚少，应注意是否是膀胱炎。昨夜12时高热持续在39.8℃，自给安乃近1支肌注后头部汗出较多，体温下降至今晨38℃，睡眠无谵语，心率122次/分，呼之能答，自述夜间做梦，但能合作。

中医脉案：病员意识清楚，谵语大减，肢体振掉很少，寒战停止，从总的情况看，大有好转趋势。但形体日削，面㿠无神，腹中隐痛，大便微溏，小溲短而色黄，胃纳稍减，舌质赤苔有白芒刺，毫无津液，根部黄黑，头部额角两脉弦数无力，耳前鼻旁之脉细弱，右手弦数目眵多。目前治疗，拟养阴育神、柔肝息风法，佐入利尿之品。

处方：沙参8钱，玄参、寸(麦)冬各4钱，生地、白芍、川(黄)连打、(阿)胶珠烊化、赤(茯)苓各3钱，生龟甲先煎、生鳖甲先煎各5分，栀子、木通各1.5钱，甘草2钱；2剂，水煎分服；牛黄清心丸2丸，分服。

1960年5月15日

西医病历摘录：上午7点：病人一夜睡眠良好，无异常出现，体温于下(后夜)1时开始逐渐下降，晨37.7℃，心律132次/分，呼吸24次/分，自述夜间睡眠好，未做梦，昨晚干软便1次黄色。下午9时：上午病人一般情况好，心律120次/分，体温不高，食欲好，下午体温增高至38℃。

**(十二诊)1960年5月16日**

中医脉案：病员神志清晰，胃纳尚可，舌苔淡白滋润，根部黄黑，舌质淡白，额角之脉弦数无力，右手亦然，时有头痛，鼻部易出血，腹已不痛不胀，但大便溏薄、次数较多，宜防作泄，今日继服前药，明日再诊。

**(十三诊)1960年5月18日**

西医病历摘录：病人一夜未入睡，有时少迷糊即睁眼，有谵语，有时伸手呈舞动。

中医脉案：病员昨夜睡眠不安，时谵语手足振掉，今日神疲形衰，两目眵多，少动腿部，而呼号疼痛不已，舌质红，无苔而干燥如镜面舌，口渴思饮，额角及耳前之脉弦数，口鼻之脉细微，右手脉弦数无力。

根据以上病情，病员阴液大耗，极度虚弱，大有阴虚火旺，肝风内动之势，当前治疗，亟应滋阴潜阳、柔肝息风之法，以防痉厥，并应佐入益气养血之品，以扶正祛邪。处方以增液汤与大定风珠加减治之。

处方：人参先煎2钱，寸(麦)冬5钱，玄参4钱，玉竹3钱，石斛3钱，白芍4钱，生地4钱，丹参3钱，钩藤后下3钱，炒枣仁4钱，生鳖甲先煎、生龟甲先煎、生牡蛎先煎各5钱，阿胶烊化2钱，栀子1.5钱；2剂，水煎分服；安宫牛黄丸2丸，分送。

**(十四诊)1960年5月19日**

西医病历摘录：患者一般情况良好，除疼痛外无任何自觉症，今晨体温37.4℃，脉搏129次/分，心肺检查无著变，未见心律不齐现象。肠音亢进，但无腹胀腹泻现象。自昨夜2时至今晨5点25分，始终处于熟睡状态，无谵语不安。

中医脉案：病员进上药后，夜卧得安，无谵语，胃纳尚可，意识尚清。今日病员神志清，正在换药去痂，呼痛寒战，手足少有振掉，口唇颤动，舌质红苔薄白，已有津不干枯，但根部仍有厚黄苔，少有白芒刺。额角之脉弦数无力，耳前亦然，鼻旁之脉细微，两手之脉弦数无力。唯两目眵多，大便溏薄，今日5次。据贾大夫介绍，血培养阳性，治以上法，佐入淡渗之品。

处方：人参先煎2钱，玄参4钱，玉竹3钱，黄芩2钱，川(黄)连打3钱，生地4钱，寸(麦)冬3钱，白术3钱，云(茯)苓4钱，通草1.5钱，生鳖甲、生龟甲、生牡蛎先煎各5钱，甘草2钱；2剂，水煎分服；安宫牛黄丸2丸，分送。

1960年5月20日

病人今日一般情况尚佳，体温仍有两高峰，中午12时及下午5时左右，皆在39.2℃，心率130~140次/分，中午有轻度谵语。18日血培养有金黄色葡萄球菌生长。

（十五诊）1960年5月21日

西医病历摘录：昨夜睡眠不佳，诉冷并疼痛，常哭叫，夜间无谵语，体温最高39℃。

20日下午讨论会：病员目前情况：①体温高峰心率快、谵语及血培养（+），皆说明有败血症存在。②创面较昨日清洁，大腿及小腿有几处可考虑植皮。讨论意见：①控制败血症。②自体或异体植皮。

中医会诊：病员昨晚睡眠甚差，时有谵语，今日神困思睡，意识尚清，正用早餐吃稀饭，厌食太咸食品，寒战减轻，两腿时有颤动，精神疲惫，大便溏薄（昨日6次）无腹痛，目眵减少，舌质红根部绛，苔中尖部薄白，仍少有白芒刺，根仍有黄黑苔已有津不枯。治以前法，佐入理脾之品。

处方：人参先煎2钱，白术3钱，云（茯）苓4钱，玉竹3钱，寸（麦）冬3钱，炒黄芩2钱，川（黄）连打3钱，焦三仙3钱，生地3钱，通草1.5钱，生牡蛎先煎1两，甘草2钱，天竺黄1钱，生鳖甲先煎5钱；2剂，水煎分服；安宫牛黄丸2丸，分服。

（十六诊）1960年5月24日

西医病历简录：病人一夜睡眠好，时而有手脚舞蹈或颤动，偶尔说梦话，仰卧位时尿频数，平均20~30分钟1次，量较多，一般情况尚好，体温37.9~38.9℃之间。

中医脉案：病员今日神志尚清，但疲惫无神，两颊胭红（虚阳上浮），时而寒战，手足振掉，舌质红赤，苔中尖部薄白有芒刺而干枯无津，根部黑黄老苔，脉象沉弦数。大便正常。病员气阴两伤，中州虚弱，不能为胃引其津液，故舌干口燥，治疗急以清营养阴、扶正祛邪、柔肝息风潜阳，以防痉厥。

处方：人参先煎3钱，寸（麦）冬4钱，玄参3钱，玉竹3钱，石斛3钱，生地4钱，丹皮3钱，白芍3钱，生鳖甲先煎5钱，生牡蛎先煎

8钱，生龟甲先煎5钱，钩藤后下3钱，天麻3钱，云（茯）神4钱；2剂，水煎分服。

（十七诊）1960年5月27日

中医脉案：下午3时半诊视，病员思睡不睡状态，眼半开而不合，无神形疲，表情迟缓，唤醒后旋即睡去，手足肌肉仍时有振掉，时有谵语，睡眠不安，胃纳尚可，大便正常，舌质紫绛，苔白厚根黑黄干燥无津，脉弦数，有热邪复燃之势。治以清营解毒，滋阴潜阳法。

处方：犀角粉分送8分，生地3钱，丹皮、川（黄）连打、钩藤后下各3钱，玄参4钱，天竺黄1钱，双花（金银花）4钱，连翘3钱，天麻2钱，生龟甲先煎、生鳖甲先煎各5钱，生牡蛎先煎1两；2剂，水煎分服。安宫牛黄丸1丸，分服。

（十八诊）1960年5月28日

中医脉案：病员昏睡无神，极度疲惫，唤醒后旋即睡去，自述舌根少硬，说话无力，不愿说话，自觉发冷，全身寒战，口角瞤动，手足肌肉亦时颤动，睡卧不安，时谵语，舌质紫绛，舌苔根部黑黄，中尖部光滑无津，如镜面舌，口虽干而不欲饮，近日午后体温较高，脉濡细数，尺部无根。证属真阴亏耗，阴虚生风，水不涵木，血不荣筋，故现肌肉瞤动，舌质干枯，为肝风内动之象，目前治疗以扶正祛邪，益气养血、柔肝息风、滋阴潜阳。

处方：人参须先煎3钱，生黄耆（芪）4钱，柴胡3钱，秦艽3钱，当归4钱，酒（白）芍4钱，石斛4钱，寸（麦）冬5钱，玉竹4钱，干生地4钱，阿胶后入烊化3钱，生鳖甲、生龙骨先煎各8钱，生石决明先煎5钱；2剂，水煎服。

1960年5月29日

西医病历摘录：病人日来精神欠佳，睡眠时眼向上反（翻），意识虽有时清醒，但不爽快，心率在120~140次/分，体温38.2℃高峰，睡眠中多梦，仍有谵语，下午更换敷料，创面较干净，但白细胞总数有下降趋势，上午 8500（$8.5\times10^9$/L）。夜 11 时：病员精神神志无改进，谵语梦多，白细胞计数 8700（$8.7\times10^9$/L），体温 38.2℃。

（十九诊）1960 年 5 月 30 日

中医神志欠清，睡卧不安，谵语梦多，呈极度疲惫状态，无神（神色已脱）声音低、沙哑，有时目瞪呓语，口角肌肉颤动，寒战，手足肌肉瞤动，右手循衣摸床，病情严重。幸胃纳尚可，后天之本未匮，但大便日 3~4 次，量多，脉象濡弦数，舌质红赤，舌苔根部黄黑，中尖部淡白，少有津液。以上法出入。

处方：人参须先煎 3 钱，党参 4 钱，生耆（黄芪）5 钱，白术 3 钱，玉竹 5 钱，山药 3 钱，寸（麦）冬 4 钱，山萸肉 3 钱，朱茯神 4 钱，菖蒲 3 钱，（当）归身 5 钱，酒（白）芍 3 钱，炙鳖甲先煎 8 钱，炙龟甲先煎 5 钱，生龙牡先煎各 1 两，炒枣仁 4 钱；2 剂，水煎服。

（二十诊）1960 年 5 月 31 日

西医病历摘录：昨夜谵语多，睡眠不安，四肢颤动，眼睑半闭，梦语不断，病情变化不著，无意识排小便一次。

中医脉案：病员病情如昨，无大变化，仍发冷寒战，肌肉瞤动瘛疭，精神疲困，目闭无神，肌肉瘦削（面部），时郑声呓语，神色俱夺，昨夜遗矢遗尿各 1 次，均非佳兆。今日大便次数减少，成形黄便，胃气尚存，舌质紫晦，根部黑黄，苔已剥离，少有白苔，中尖部光滑无苔，但少有津液不甚干枯，脉象濡细数，不渴不思饮，以大定风珠加减，并用独参汤回先天元气。

处方：

1. 独参汤：人参 6 钱，煎后微温服，连用参渣食之。

2. 汤剂：党参 4 钱，生白芍 5 钱，阿胶后入烊化 2 钱，寸（麦）冬 6 钱，五味子 2 钱，干地黄 4 钱，炒枣仁 3 钱，石斛 3 钱，山药 4 钱，秦艽 3 钱，炙甘草 4 钱，生龟甲、鳖甲先煎各 6 钱，生龙骨先煎 1 两，鸡子黄冲入 2 个；2 剂，水煎服。

（二十一诊）1960年6月1日

西医病历摘录：昨晚睡眠安好，出汗多，谵语及手足舞动不已，体温亦不过39℃，心率仍少快，在135~145次/分之间，入睡亦然，今日安静能小睡，自称未做梦，应对良好，神情安详。血培养已连续3日阳性，一般情况皆稳定。

中医脉案：昨夜病员睡眠安稳，时鼾声大作，但时汗出，无郑声呓语，曾大便1次，黄软便不稀。今日病员神气大增，两目有光，唯仍有疲惫现象，能随便说话，少有笑意，腹不胀，胃纳充，舌质少转红润，但仍有紫黯，舌根部黑黄苔已退，中根部光滑无苔而有津，脉象濡细数，尺部仍无根。

从上脉证来看，今日病性已有显著好转，但体质未亏，正气少复，尚未巩固，仍须严密注意，以防突变。并建议在可能范围内尽量让病员多事休息，保持安静，使其养神，恢复体力。今日尚有参汤半剂，中药1剂，续服之，明日再为诊视。

（二十二诊）1960年6月2日

西医病历摘录：昨夜因愈合处痒甚，不能很好入睡，经常用手搔抓，服苯巴比妥亦不佳，夜间无谵语，有时有肌颤轻度。

中医脉案：病员昨夜睡眠不佳，今日精神欠充，仍有疲惫现象。但两目已有神，胃纳当可，是其佳处。现手足时蠕动，无郑声呓语，神态清楚，唤之能张口伸舌，舌质根部紫黯，尖部少红润，舌苔根部花剥苔，中尖部光滑无苔，有律，脉象濡数，较前少有力，治以前法，自述少有寒战。

处方：党参3钱，生白芍5钱，阿胶后入烊化3钱，寸（麦）冬6钱，干地黄5钱，炒枣仁5钱，玉竹3钱，何首乌3钱，石斛3钱，生龟甲先煎、生鳖甲先煎各5钱，生龙骨先煎6钱，鸡子黄临时以药汁热冲2个，山药3钱，五味子1钱，炙甘草3钱；2剂，水煎服。

（二十三诊）1960年6月3日

西医病历摘录：患者于今晨10时用安米妥钠1g在10分钟内注入，即见患者角膜反射及瞳孔对光反应消失，眼球固定，但肢体有乱动现象。原因初期不明确，故决定停止手术，回病房后至夜12时有瞳孔及角膜反射，呼之能应，并口服中药，有明显好转，心率132次/分，体温37.6℃，呼吸20次/分。昏迷原因，经讨论认为，与应用安米妥钠过量有密切关系，应警惕系绿脓样菌、败血症，故决定给多黏菌素，并给高渗糖促其（安米妥钠）分解排出。

中医脉案：上午8时，病员神志尚清，神气少复，但仍有疲惫现象，手足蠕动少减，自述仍觉发冷，胃纳尚可，大便正常，舌质淡红，苔有光剥白苔，尖部光滑，说明阴液尚虚，脉象沉弦小数。尺部等有根，仍以滋阴潜阳，养血荣筋法。

处方：沙参4钱，寸（麦）冬6钱，玉竹3钱，干生地5钱，生白芍4钱，石斛3钱，炒枣仁4钱，何首乌3钱，生龟甲先煎、生鳖甲先煎各6钱，生牡蛎先煎5钱，当归身3钱，阿胶后入烊化3钱，炙甘草3钱；2剂，水煎服。

晚10时：病员自上午10时，因行植皮手术麻醉即昏迷不醒，不能语言，至晚10时依然无进步。两目虽睁而瞳神失灵，手足振掉，全身颤动，喉中痰哮微咳，力弱难出，口中有涎沫，舌未望及，脉沉细数。急以芳香开窍、养心安神法。采用针药并用。

处方：

1. 苏合香丸，3丸，每晚服1丸，4小时1次；

2. 针刺处方：

人中，1分，捻转进针；

印堂，平刺斜透两攒竹，捻转进针；

风池，2（双侧），2分，捻转进针；

中冲，放血1珠，捻转进针；

留针2分钟左右，平补平泻法；共5针，针后无不良反应。

（二十四诊）1960年6月4日

西医病历摘录：今日情况明显好转，神志完全清楚，但有疲乏感，不愿多说话，问之能应对，体温正常但心率仍稍快，晨为160次/分。

中医脉案：病员神志已清醒，口渴思饮，换药知痛，昨晚下（后夜）2时清醒，但形衰神疲，面如蒙尘，自觉发冷，手足胸背时振动，舌质紫绛而黯，舌面光滑有花剥苔，脉象沉细带数无力，仍以前法加减。

处方：人参须先煎3钱，寸（麦）冬6钱，玉竹4钱，石斛3钱，干地黄5钱，白芍5钱、秦艽3钱，何首乌3钱，生龟甲先煎6钱，生鳖甲先煎6钱，生石决明先煎5钱，阿胶后入烊化3钱，五味子1钱，炙甘草3钱，鸡子黄2个；2剂，水煎服。

（二十五诊）1960年6月5日

病人一夜未入睡，不时呻吟，半昏迷状，唤之能应，说话听不太清，心率仍快且较弱，舌苔培养可奈氏双球菌，应继续培养。

中医脉案：下午7时诊视病人，形体衰倦，精神萎靡，神气已失，手足振掉，口干舌硬，渴而思饮，自觉发冷寒栗，睡眠不安，语言乏力，舌质紫绛而黯，舌苔根部花剥，中尖部光滑，无津而干枯，脉象两关尺濡细为游丝，尺部无根，寸脉虚大而空，气阴两伤，神明失职，仍须注意，昨日中药（继用），明日再处。

（二十六诊）1960年6月6日

西医病历摘录：昨夜一夜睡眠不好，经常叫冷，并且自呼睡不着，对疼痛刺激毫无忍耐，食量当属一般，体温逐渐下降，至今6时为36.5℃，脉率亦下降到128次，血压正常123/28mmHg。

中医脉案：昨夜睡眠欠佳，虽困不能入寐，时有郑声，今日神志尚清，但仍萎靡不振，疲惫不支，喉干时咳，胃纳少进，仍觉发冷，寒栗时作，口渴止，舌质紫绛，光滑有律，但中部少干枯，脉沉细数，尺部有根，已无游丝现象。治疗方针，仍以扶正祛邪、滋阴潜阳，大定风珠主之。

处方：

1. 人参3钱，水煎服，连用参渣食之，2剂（1剂是人参须）

2. 党参4钱，沙参5钱，玄参3钱，寸（麦）冬5钱，干地黄5钱，白芍6钱、炒枣仁5钱，石斛3钱，天竺黄1钱，何首乌3钱，阿胶后入烊化3钱，生龟甲先煎、生鳖甲先煎各6钱，（当）归身4钱，炙甘草3钱；2剂，水煎服。

**（二十七诊）1960年6月7日**

西医病历摘录：今日情况较昨日差，体温中午达39.2℃，P140次/分，并有谵语及轻度肌颤现象，考虑仍有败血症存在。

中医脉案：病员精神疲困，两目无神，语言无力，声音发哑，自述腹部隐痛、胀闷，无腹泻，与昨日过食面食有关。咽干舌焦，时咳嗽，昨晚有时常带血丝，舌质紫黯，舌面光滑，干枯无津，仍觉发冷，手足蠕动稍减轻，脉象沉弦数。病情仍很危重，治拟清肺止嗽，理脾消胀。以清燥救肺汤加减。

处方：党参3钱，沙参6钱，生地5钱，寸（麦）冬6钱，石斛4钱，霜桑叶3钱，炙杷叶3钱，杏仁2钱，陈皮2钱，麦芽3钱，玉竹3钱，甘草2钱；1剂，水煎分服；牛黄清心丸2丸，分服。

1960年6月8日

西医病历摘录：今日上午精神较佳，意识清醒，体温37.6℃，脉率120次/分，血压120/80mmHg，舌苔黄白色，眼有分泌物，心肺均无异常发现。于上午9时30分至手术室，局麻背部取皮，术后反应无特殊，准备植皮反（翻）身仰侧，血压上升160/100mmHg，脉率140次/分。发冷面色黯，体温39.1~39.3℃，情况有转变，决定皮肤冷藏，择日植皮。到下午2时情况逐渐好转，体温下降。

（二十八诊）1960年6月9日

中医脉案：病员神志尚清，但形体困惫，无神嗜睡，唤醒之后，旋即睡去，手足蠕动肌内战栗，胃纳少进，咳嗽气逆，舌质紫绛，舌苔光滑如镜，干枯无津，根部起有红刺，两目眵多，小溲黄赤，脉象右手沉弦数，左手沉弦小数，拟清肺热、养胃阴、滋肝肾。

处方：沙参8钱，寸（麦）冬5钱，玄参4钱，生地3钱，炒黄芩1.5钱，川（黄）连打1.5钱，枇杷叶3钱，石斛4钱，玉竹4钱，丹皮3钱，生鳖甲、生龟甲先煎各5钱，何首乌3钱，白芍3钱，山药3钱；2剂，水煎分服；牛黄清心丸，2丸，分服。

（二十九诊）1960年6月10日

西医病历摘录：今晨情况明显好转，精神佳，体温38~37.8℃，食欲好转，但败血症问题仍存在，所用之抗生素未收显效，应进一步考虑用多种综合疗法。今日在低温麻醉下行双侧下肢植皮术，术中经过尚属顺利。

中医脉案：病员今晨神志清楚，形体虽衰但两目少有神，胃纳少进，但有腹胀不适感，咳嗽咽干，手足蠕动及肌战栗减少，目屎亦减，舌质红绛，舌面有津，根部仍有红刺，脉同前，宗上法出入，佐入理脾宽肠之品。

前方去龟甲、丹皮，加入枳壳1.5钱，杏仁2钱，2剂，水煎分服；牛黄清心丸2丸，分服。

（三十诊）1960年6月11日

西医病历摘录：患者昨日情况较平稳，体温在中午较高达39.5℃，夜间即逐渐下降，清晨37.2℃，P 120次/分，夜间睡眠良好，未有肌颤及谵语，能安静入睡，食欲亦好转。

中医脉案：病员神志清楚，神气少复，咳嗽减轻，咽部不燥、沙哑减轻，胃纳增加，手足蠕动亦减，但腹部仍觉胀满，舌质灰滞，舌底紫晦，舌苔花剥有津，脉象虚弦数，用以上法出入。

处方：沙参5钱，玄参3钱，寸（麦）冬4钱，石斛4钱，玉竹4钱，山药3钱，莲子2钱，生地3钱，白芍3钱，川贝打2钱，杏仁3钱，丹皮2钱，2剂，水煎分服；牛黄清心丸，2丸，分服。

1960年6月12日

西医病历摘录：昨一夜安静，睡眠实深，无肌颤、谵语梦话。

（三十一诊）1960年6月13日

中医脉案：病员近二日来，睡眠平稳，精神得复，咳止，声不沙哑，手足蠕动大减，舌质转红润，舌苔花剥白苔，胃纳当可。从总的情况看，病情已趋稳定，即将转入恢复期，但气阴两伤，肝肾受损，脾胃尚虚，腹部微胀，仍须注意调理。脉来濡数。舌苔花剥，说明胃气即将上布，当前治疗，须用气阴双补，填益肝肾。

处方：党参3钱，沙参5钱，寸（麦）冬4钱，石斛3钱，玉竹3钱，干地黄3钱，何首乌3钱，生龟甲、生鳖甲、生牡蛎均先煎各5钱，白芍、麦芽、炙（甘）草各3钱；2剂，水煎服，1日1剂，减轻药量。

（三十二诊）1960年6月16日

西医病历摘录：今日一般情况佳，T在37~38℃之间，心率120/分，食欲佳，精神亦佳，（患者）关心给家中寄钱等事，今日创面检查无明显分泌物。据化验调查，肝功不正常。

中医脉案：神志清楚，面色有神，但仍有疲惫现象。额头部自汗出，夜间时盗汗，此阳气衰微、营血不足之候。近日胃纳尚可，唯昨日过食，腹部少（稍）胀，舌质紫绛，舌苔花剥，脉象濡数。据马大夫介绍，肝功欠佳，除根据脉证大补气阴外，仍填益肝肾、兼理脾胃。

处方：党参3钱，生耆（黄芪）5钱，白术3钱，云（茯）苓4钱，炙（甘）草2钱，（当）归身4钱，丹参3钱，酒（白）芍3钱，石斛3钱，玉竹3钱，寸（麦）冬3钱，酸枣仁炒3钱，生龙骨先煎5钱，生牡蛎先煎8钱；2剂，水煎服。

**编者按**：本案患者系钢厂青年工人，因不慎坠入开水池，致全身烫伤，合并败血症、消化道出血、水电解质代谢紊乱等，病情严重，救治艰难，经中西医合作积极抢救，住院近2个月，中药处方26个、50余剂，病情逐渐稳定。初期患者全身肿胀、瘀血、疼痛、表皮脱落，烦躁昏晕，面赤唇焦，口渴欲饮，舌质红苔白有芒刺，特别是经冷盐水洗浴或冰水降温，极易诱发寒遏束表、玄府闭塞、热邪入里、火毒内攻，路师此时判断火毒内攻、邪转阳明，急以清热解毒、养阴安神之剂，仿四顺清凉饮(《外科正宗》：连翘、赤芍、羌活、防风、当归、山栀、大黄、甘草)外透内清、泻下阳明，合清营汤、安宫牛黄丸清营养阴、清心开窍，西药运用红霉素抗感染等；败血症尚未控制，转而又出现恶心、腹泻、便血等消化道出血情况，路师当机立断、法随证转，予“清肠胃、凉血解毒，防止热邪内陷，有伤阴络，使血妄行”，选葛根芩连汤加味，继之“养阴清热、调肠止血”，腹泻、便血得缓，全身肿胀渐消。然而患者阴伤液耗、热毒入营，抗生素效力不济，败血症难以控制，持续寒战、弛张热，间断神昏舌强，手足肌肉抽搐震颤，鼻衄出血，先后急以羚羊钩藤汤、清营汤、犀角地黄汤、三甲复脉汤加减，寒热、意识、抽搐好转。但患者极度虚弱，又见大便溏薄，为脾阳不振、气血损耗、元气亦衰，予扶正祛邪、益气养血、柔肝息风、滋阴潜阳、清营解毒等法救治多日，最后以大定风珠加减，并用独参汤回先天元气，患者病情渐趋缓和。继因行植皮手术麻醉而昏迷不醒，全身颤动，喉中痰哮，力弱难咯，急以芳香开窍、养心安神法，予苏合香丸，针刺人中、印堂、风池，中冲放血，针药并用，患者得以复苏。患者苏醒后极度衰惫，又添腹痛、腹胀、音哑、咳嗽，肝功异常，且“败血症问题仍存在，所用之抗生素未收显效，应进一步考虑用多种综合疗法”(见西医病程记录)，路师沉着应对，先后采用“清肺止嗽、理脾消胀”，“清肺热、养胃阴、滋肝肾”，“大补气阴，填益肝肾，兼理脾胃”等法，病情成功转入恢复期。

对于冷盐水洗浴或冰水降温，路师认为此法极易诱发寒遏外束、玄府闭塞、经络阻滞、瘀血凝聚，进而导致热邪入里、火毒内攻。

我国古代医学家，对灼伤不用冷水处理创面早有独特的见解，如唐·孙思邈《千金方·卷二十五备急·火疮》记载："凡火烧损，慎以冷水洗之，火疮得冷，热气更深转入骨，坏人筋骨，难瘥。"因此，路师主张应坚持中医理论指导，护理上避免冷盐水洗浴或冰水降温；对于寒遏外闭、火毒内攻病情，采用四顺清凉饮法(《外科正宗》)，以防风、羌活、荆芥、桂枝之属辛温散寒、宣通透发，以连翘、栀子、大黄、赤芍、丹皮、当归等清宣里热、泻下阳明、凉血消肿。

从以上4例大面积重症烧伤病案分析来看，其病情演变初步归纳为四个阶段：急性期火毒内攻、气营两燔；很快热入营血，或热陷心包，或肝风内动，阴亏液耗；继则热毒内陷，肝肾阴竭，气阴两亏，或脾胃阳虚，元气虚衰；如积极救治顺利，则逐步进入恢复阶段。路师运用治疗大法：始以清热解毒、清营养阴、开窍息风；继滋补肝肾、补益气阴、清营解毒、潜镇息风；病久极度衰竭，脾胃阳虚，元气虚衰，热毒内陷，急当扶正祛邪、大补元气、理脾和胃、育阴养血、滋潜息风；转入恢复期，则宜大补气阴、填益肝肾、健运脾胃、益气养血、和血化瘀等，以促肌肤生长、病情康复。疾病全程重视灵活应对各种变化及并发症，时刻顾护人体气阴与脾肾先后天。以上充分显示，路师运用中医外科、温病与内伤理论等，对大面积烧伤证治理论与实践的创新与发展。

## 脑震荡案

郜某，男，27岁，单位：包钢五公司二队，职别：瓦工，病历号：12465，入院日期：1960年5月19日，诊断：脑震荡。

西医病历摘录：患者在入院前2天半自4~5米高跌下，跌于洋灰（水泥）地上，当即昏迷约20分钟，且口鼻出血，但无大小便失禁，当即来本院门诊治疗，住观察室内，次日晨始发热39.2℃，呕吐，但无喷射性，二便无异常，于入院前10余小时，病人开始烦躁，但神志尚清，入院前6小时开始昏迷，烦躁不安，自昏迷以来，无大小便，自有病以来未进饮食，伤后鼻血约3小时之久，后来流出为血水样物。检查体温38.6℃，脉搏84次/分，呼吸24次/分，血压132/90mmHg。

外科情况：额鼻部擦破皮肤已结血痂，两眼青紫色，右眼闭合，球结膜轻度充血，瞳孔等大、圆、稍小，光反应稍迟钝，但眼球运动尚可，鼻无出血，无血痂，轻度鼻塞，口腔牙关较紧，无出血，有臭味，未查及咽喉部，颈强直。

**（一诊）1960年5月19日下午2时40分（中医会诊）**

病员自高楼跌伤已4~5天（2~3天），现昏迷、嗜睡、声嘶，面孔眼睑青紫，鼻如烟熏，舌质绛，苔白而干枯无津，大便昨日未行，小溲今日短无，腹软微痞硬，肢体有瘀血斑，脉象沉实而洪，指头发青。根据以上脉证，为从高下坠，瘀血郁滞，加以外邪逆传心包所致。急以清营活血、开窍醒神。

处方：犀角挫为细末5分，玄参3钱，生地4钱，川（黄）连打1钱半，（当）归尾3钱，赤芍2钱，麦冬3钱，天竺黄1钱，钩藤后下3钱，天麻2钱，赤（茯）苓3钱，甘草2钱；2剂，水煎2次浓缩，分4次微温服；安宫牛黄丸2丸，分4次服。

## （二诊）1960年5月20日

西医病历摘录：患者仍有时四肢躁动不安，谵语昏迷，嗜睡、但唤之能醒。且可答话，主诉前额部疼痛，两侧瞳孔小，但等大、圆，对光反应迟钝，但较前好转，角膜反射阴性，颈强直，心肺（－），腹（－），生理反射（－），提睾反射（＋），下肢反射（－），体温38.5℃，脉搏90次/分，呼吸20次/分，血压124/76mmHg。

中医脉案：病员今日神志少清，呼之能睁开左眼，伸舌，认识本单位之宋主任，但仍昏睡，喉中鼾声，舌质紫赤干枯无津，两脉虚弦数，鼻如烟熏，两眼青紫。

治法：仍以清营养阴、清心和血法。

处方：犀角挫细末分服4分，玄参4钱，麦冬4钱，生地5钱，川（黄）连打1钱半，天竺黄1钱，钩藤后下3钱，天麻2钱，当归3钱，石斛3钱，赤芍2钱，丝瓜络3钱；甘草2钱；2剂，水煎分服；安宫牛黄丸2丸，分服。

1960年5月21日

西医部分：患者神志清醒，仍嗜睡，主诉前额部疼痛，能自解小便，瞳孔等大、正圆，对光反射有，颈仍强直，但较昨轻，心肺（－），腹（－），脊柱四肢（－），两上肢肱二头肌、肱三头肌反射存在，两侧对称，腹壁反射、提睾反射（＋）。

## （三诊）1960年5月22日

西医病历摘录：患者自诉头痛较前减轻，检查头无异常发现，颈稍强直，心肺腹（－），肱二头肌、肱三头肌、肱桡肌、腹壁及提睾反射均存在，两侧对称。

中医脉案：病员神志已清，不大昏睡，说话清楚，能认识人，精神稍复，无呕吐，胃纳呆滞，自昨日即觉前额部头痛，大便未行，小溲黄，舌质赤，苔黄厚，脉弦数无力。

治法：以清营柔肝、养阴安神法。

处方：菊花3钱，犀角先煎5分，钩藤后下3钱，明天麻3钱，生地4钱，玄参4钱，栀子1钱半，当归3钱，天竺黄1钱，丝瓜络3钱，甘草2钱；2剂，水煎分服；牛黄清心丸2丸，分服。

1960年5月23日

头痛消失，但胃纳仍欠佳，体温已恢复正常，但颈仍硬，心肺(–)，腹(–)，生理反射已完全恢复（故今天起停陪伴）。

**（四诊）1960年5月24日**

西医病历摘录：病员精神较前好转，仍乏力，无其他不适，检查颈仍硬，余无异常发现。

中医脉案：病员头痛已止，精神稍恢复，神志清楚，胃纳稍开，二便时下，但仍疲惫乏力，须休养恢复，舌质红润，舌苔因覆有金霉素未望出，脉沉弦数。

处方：牛黄清心丸4丸，分4次服。

5月25日患者无自觉不适，全身乏力，食欲佳，稍嗜睡，检查无阳性体征。

5月30日患者已痊愈，可以出院。

**编者按：**本案系青年男性、急性脑外伤，缘于从4~5米高处跌落，诊时昏迷、烦躁，中高度发热，口鼻出血、口鼻气味臭秽，面孔眼睑青紫、肢体有瘀血斑，牙关紧闭、颈项强直，二便不通利，舌质绛，苔白而干枯无津，脉象沉实而洪。《黄帝内经》云：“有所堕坠，恶血留内”（《灵枢·邪气脏腑病形》），而“血瘀之处，必有伏阳”（《成方便读·复元活血汤》），加之复感外邪，化热入里，瘀热相搏，蕴郁营血，热入厥阴，蒙蔽心窍，肝风内动。故路师急以清营活血，开窍醒神；予犀角地黄汤、清营汤、羚羊钩藤汤、四物汤化裁。方中犀角为君，味酸咸寒，能入血分，清热凉血解毒；辅以玄参、生地、赤芍清营养阴、凉血散血，当归尾增强活血祛瘀，黄连、天竺黄清心化痰、定惊开窍，麦冬清心养阴，与玄参、生地共取增液之意；佐以钩藤、天麻凉肝息风，赤茯苓清热利小便、导心热下行；甘草为使，一则酸甘化阴，二能甘缓诸药。同时合用安宫牛黄丸，加强清心解毒、开窍醒神之功。次日患者神志改善，呼之能醒，但病情仍重，舌质紫赤干枯无津，两脉虚弦数，为病程较久或使用脱水剂致阴液耗伤（编者注：原文未记载西药治疗内容，但不排除患者住院期间使用脱水剂降颅压），路师继以前法，汤剂去赤茯苓，加量增液汤和石斛，以滋阴增液；当归尾改当归、加丝瓜络，前者养血活血，后者清热凉血通络。住院第 4 天，神志已清，精神好转，仍述头痛、胃纳呆滞、便干溲黄，舌赤苔黄厚，脉弦数无力，为营分透热传气，心肝经热邪较盛，继拟上法减麦冬、石斛、赤芍、黄连，加菊花、栀子强化清热平肝，患者头痛缓解、体温正常，遂进入康复，共住院 10 天痊愈出院。

## 下肢深部化脓性感染、败血症案

张某，男，8岁，病历号：13450，诊断：大腿深部化脓。

（一诊）1960年7月13日

西医病历摘录：病儿因左大腿急性化脓性感染入院，用药后炎症局限。于7~8日切开引流排脓以后，体温下降，食欲转佳，但自10日开始弛张热，高峰在40℃左右，服用金霉素未奏效，引流口未有积脓现象，白细胞低（4.05~5.2）$\times 10^9$/L，考虑是否为败血症。

中医脉案：患儿左大腿因急性化脓性感染而切开引流。现患儿神志清爽，语言爽利，但面色㿠白无神，胃纳减少，睡眠安稳，大便先溏后秘，小溲淡黄，日晡发热，伤处周围发硬，按之作痛，脓流稍稀，舌质淡，苔薄白，脉来虚弦。证属阴虚血热，治以益气养血、清热解毒法。

处方：党参2钱，生（黄）芪4钱，柴胡2钱，秦艽1钱半，当归3钱，白芍2钱，双花（金银花）5钱，连翘3钱，丹皮3钱，（蒲）公英5钱，生地4钱，甘草2钱；2剂，水煎浓缩，分4次服。

（二诊）1960年7月16日

西医病历摘录：患儿今日一般情况良好，伤口有少量脓汁分泌物，无臭味，伤口周围无红肿及压痛。今日进食、入睡良好。

中医脉案：患儿发热已退，现病儿精神较好，神志清楚，面色㿠白，舌质淡，苔薄白，脉虚弦。治宜补中益气养血、清解余毒法。

处方：党参3钱，生（黄）芪5钱，白术3钱，云（茯）苓3钱，升麻3分，柴胡1钱半，当归3钱，白芍3钱，（蒲）公英4钱，连翘3钱，陈皮1钱半，甘草1钱；2剂，水煎浓缩，分服。

（三诊）1960年7月19日

患儿神气稍振，胃纳增加，发热已退，但面仍皖白，精神疲惫，时自汗出，脉来沉细数，舌质淡，苔薄白，治以上方服2剂，水煎服。

（四诊）1960年7月22日

患儿服药后胃纳增进，精神较前有好转，头部出虚汗已大减，大便日行1次稍干，脉象虚弦数。宜八珍汤意培补气血，佐清余毒。

处方：生地3钱，当归2钱，白芍2钱，川芎1钱半，党参3钱，白术3钱，云（茯）苓3钱，生（黄）芪4钱，双花（金银花）3钱，连翘2钱，甘草1钱；2剂，水煎服。

该患儿于7月25日化脓已痊愈，大腿伤口稍有分泌物，肉芽增生良好，今日出院。

**编者按：**患儿左侧大腿深部急性化脓性感染，经抗感染及切开引流排脓治疗后，体温下降、炎症局限，病情一度好转；但在1960年我国经济匮乏时期，因患儿营养不良、抗病愈病力薄弱，再次出现弛张高热，考虑细菌感染血行播散出现败血症，口服金霉素无效，遂请中医会诊。察患儿神清无神，面色皖白，日晡发热，疮口周围发硬、按之作痛、脓液较稀，纳差，大便先溏后秘，小便略黄，舌质淡，苔薄白，脉虚弦，一派气血不足、阴虚血热、热毒内蕴、正不托邪之象。路师治以益气养血、托毒生肌、清热解毒法，取补中益气汤、黄芪六一汤、四物汤、五味消毒饮意化裁。方中生黄芪、党参益气补脾、助气血生化；当归、白芍、生地滋阴养血；金银花、连翘、蒲公英清热解毒；柴胡，一则疏透达邪，二则助益气升阳；秦艽、丹皮清退虚热、凉血散血，甘草清热解毒、调和诸药，合方共奏扶正托邪、解毒退热之效。2剂后发热退、疮口红肿压痛消失，然体质尚虚，继用补中益气汤加白芍、蒲公英、连翘3剂，八珍汤合黄芪六一汤加金银花、连翘2剂，以达补益气血、托毒生肌，共住院12天痊愈出院。

## 肠梗阻案

张某，男，35岁，病历号：6511，诊断：肠梗阻。

（一诊）1960年11月12日

西医病历摘录：患者曾于1959年8月2日因急性腹痛，绕脐周围剧烈持续性拉痛，不向他处放射或转移，恶心并呕吐多次，呈黄色水样物质而不臭，无肛门排气。腹部随病程发展逐渐发胀，并觉手足有抽搐情形，以往无类似疼痛发作史，腹部X光透视有多数液面，外科诊断为绞窄性肠梗阻（肠扭转），经施手术将扭转之系膜复位后，肠壁颜色即恢复粉红色，腹膜有光泽，但肠壁上有散在之出血斑，此时肠系膜动脉之搏动恢复，估计肠段之生活力恢复无问题，乃按层缝合腹壁各层，以后伤口愈合情况良好，于本（8）月12日第1次出院。但1959年12月14日因患肠粘连绞窄性梗阻而第2次入院，经第2次手术治疗后，于1960年1月6日出院。1960年9月20日患肠梗阻（机械性粘连带），经第3次手术后，仍觉腹胀不愈，于10月15日联系转疗养院治疗。因腹部继续有胀感，近3日来腹胀加重，即发现有肠型及X光下液平面显示，现有气过水声，诊断为粘连性肠梗阻，于10月16日在全麻下行第4次剖腹手术，术中发现有较广泛及较复杂之粘连，术后腹胀不解，每到下午3~4时腹胀较重，表情苦闷，不能排气（矢气），无明显之肠型出现，按之稍软，但仍稍似紧张、无压痛，肠蠕动音存在。故请中医协助诊断治疗。

中医脉案：病史如上述，病员每于午后3~4时腹部膨胀，难以忍受，手击之鼟鼟然。望诊面形消瘦，表情痛苦，动作迟缓，疲惫乏神，舌质淡红，苔薄白根部微腻，按诊大腹膨隆，肌肤粗糙无华。

闻诊：呼吸低微，语言乏力，不欲言语，口秽臭，肠内有雷鸣音。

问诊：睡眠不安，约（凌晨）3~4时左右睡眠，胃纳呆滞，饮食无多，大便溏薄，日行2~3次，小溲微黄，头昏，肢体乏力，不愿活动，喜卧恶动。

切诊:(脉象)濡弦无力。

病机:中州虚弱,脾阳不运,气机不畅。

治法:温中益气,和肝理脾。

处方:党参3钱,白术3钱,云(茯)苓4钱,川附片先煎20分钟1钱,清(半)夏3钱,橘红2钱,麦芽4钱,建(神)曲3钱,广木香打1钱半,草蔻仁后下1钱半;2剂,水煎服。

**(二诊)1960年11月24日**

西医病历摘录:患者自昨服中药后情况有好转,晚8时有腹胀,但较前大为减轻,至20日腹胀情况大有好转,大小便正常。

中医脉案:复诊患者腹胀近日已减轻,但于午后3时仍有发作,胃纳增多,消化转佳,二便正常,脉沉迟无力,舌质晦滞苔薄白,脾阳式微、气阴两亏,宜附子理中(汤)合参苓白术散意。

处方:党参3钱,炙(黄)芪3钱,川附片先煎20分钟2钱,干姜1钱,清(半)夏3钱,白术3钱,建(神)曲3钱,云(茯)苓4钱,广木香打1钱半,酒(白)芍3钱,橘红2钱;2剂,水煎服。

该患者经服以上剂后腹胀好转,饮食及睡眠情况尚好,大小便正常。据出院后半年多的观察,体质丰满,精神充沛,腹胀未再复发。

**编者按:**患者中年男性,因绞窄性肠梗阻(肠扭转)术后,复发4次粘连性肠梗阻,且每次行手术始缓解。本次住院会诊为第4次术后,仍午后腹部膨胀,难以忍受,叩之鼟鼟然,伴肠内雷鸣,大便溏薄,脉濡弦无力,舌质淡红,苔薄白根部微腻,为脾阳式微、化源不足、湿阻气滞所致。反复手术,耗伤血气;久病不愈,忧思抑郁,损伤心脾,中气不足,气血失充,形神失养,故见头昏乏神、睡眠不安、嗜卧懒言、体瘦乏力、肌肤粗糙无华;纳呆口秽、小溲微黄、脉濡弦,为肝郁食滞蕴热之势。路师治以温中益气、和肝理脾法,以附子理中汤、香砂六君子汤、厚朴温中汤、保和丸意化裁。方以附子理中汤温阳健脾补虚，去干姜守而不走；香砂六君子汤益气健脾、行气和胃，砂仁换为草豆蔻，后者辛温入脾胃，增强散寒除湿、醒脾导滞；加麦芽、神曲以消食导滞，合方健运脾阳、行气化滞先治其本，脾运滞化则食积郁热自消。服药10余天，腹胀大减，纳食增加，仍脉沉迟无力，舌质晦滞、苔薄白，继以附子理中汤合香砂六君子汤，加炙黄芪助益气升阳健脾，白芍护阴和营柔肝、且防姜、附过于辛燥。患者经治痊愈出院，随访半年，精神充沛，形体丰满，病未复发。

# 二、内科病案

## 伤寒并发肠出血案

刘某，男，19岁，病历号：14435，诊断：伤寒并发肠出血。

**（一诊）1960年8月14日**

西医病历摘录：患者发热20余天，今天神志不清、便血。约于7月20日始有高热38~40℃，并有腹泻，曾发现玫瑰疹，作（检查）肥达反应H为1∶80、O为1∶80，诊为伤寒，于8月11日转第二医院。今日午后便血3次，共约400ml，随转本院。院外曾用合霉素、呋喃西林，病人一直神志模糊，约于10点半排柏油样便约150g，血压110~120/90mmHg左右，输血B型200ml。

中医脉案：患者神识昏糊，两目呆滞失灵，面色萎黄，口张唇焦，口颊及牙龈有出血迹，舌短卷而干晦，不能张口伸舌，昨日大便下血量多，脉来濡数。

处方：玄参4钱，麦冬5钱，生地6钱，黄芩3钱，当归5钱，酒（白）芍3钱，地榆5钱，龟甲打先煎4钱，丹皮3钱，甘草3钱；2剂，水煎浓缩，分3次服；紫雪丹3瓶，分3次服。

**（二诊）1960年8月15日**

西医病历摘录：患者出汗较多，神志仍深昏迷，对光反射已消失，呼吸浅表，心率160次/分，根据心脏情况一致认为毒血症、中毒性心肌炎，均同意停青霉素改四环素，给毒毛花苷K 0.25静注，体温39.5℃。

中医脉案：患者神志仍不清，神昏嗜睡，发热，口张唇焦，舌卷枯晦，大便下血已止，腹部不太痞硬，脉濡细数。

处方：生地5钱，玄参4钱，石斛3钱，白芍3钱，阿胶后入烊化3钱，麦冬5钱，生鳖甲先煎6钱，生龟甲先煎5钱，生牡蛎先煎4钱，玉竹4钱，何首乌3钱，鸡子黄2个，炙甘草3钱；2剂，水煎浓缩，一昼夜量分服（病情重笃，1日2剂）。安宫牛黄丸，2丸，日夜各1丸。

**（三诊）1960年8月16日**

西医病历摘录：上午通过院部请来各科会诊，大家一致认为伤寒肠出血诊断无问题。目前高热，昏迷，心率160次/分，奔马律，中毒性心肌炎、毒血症仍存在，但心衰不明显，呼吸浅表，有时双吸氧。下午开始自汗，小便1次（尿床）。

中医脉案：患者仍神志昏，高热，烦躁，呼吸急促，口开舌卷，干枯无津，舌苔黑焦。昨晚大便1次，呈粽褐色水漾，无臭味，小溲短少，脉象濡数而疾。

处方：羚羊角研细粉先送4分，生地5钱，玄参5钱，石斛4钱，白芍3钱，阿胶后入烊化3钱，麦冬6钱，生鳖甲先煎6钱，生龟甲先煎5钱，生牡蛎先煎4钱，玉竹4钱，鸡子黄2个，炙甘草3钱；2剂，水煎服。安宫牛黄丸2丸，分2次服。

**（四诊）1960年8月17日**

患者体温较昨日下降，但一般情况仍无好转，仍处于昏迷状态。两眼不能合，小便失禁，心率快160次/分，奔马律，呼吸浅表急促，鼻翼煽动，尤以下午患者呼吸衰竭明显。嘱前方去鸡子黄，加钩藤后下3钱、天竺黄1钱，1剂，水煎分服。

**（五诊）1960年8月18日**

患者今日情况较昨日好转，体温已退到38℃左右，意识清楚，但说话吐字不清，心率140次/分，腹部胀满较昨日为轻，昨日小便

4次，无明显心衰症状，两肺无啰音，腹软，中药路大夫指示前方再服1剂。

(六诊)1960年8月19日

患者体温逐渐下降37~38℃意识转清，能自动小便，心率135次/分，两肺呼吸音清晰，腹软，无压痛，关节无红肿，路大夫指示中药按前方去羚羊角，加木通、当归，水煎服。

1960年8月20日

患者今晨体温37.5℃，心率123次/分，一般情况进一步好转，昨晚睡得好，自述全身无力，前胸不舒服，感到很疲累，无腹痛，病情仍沉重。

1960年8月21日

患者一般情况虽有好转，但体温仍未退净。昨日于大夫嘱停氯霉素改合霉素口服，并停四环素，心率130次/分，两肺未听到水泡音，无便血。但午后3时20分病人情况加重，人事不省，呼吸困难，不愿睁眼，两鼻翼煽动，眼瞳孔缩小，输血完毕后发现上身及左臂有片状红色丘疹。

1960年8月22日

患者处于半昏迷状态，神志不清，无言语，今晨体温38℃。脉搏124次/分，呼吸困难处于衰竭状态，张口呼吸，鼻翼煽动，有时下颌动两眼半合无神。

(七诊)1960年8月23日

西医病历摘录：病情仍无好转，上午10时许大便1次呈黑褐色，稀便约100ml左右。查便潜血(+)，红细胞0~5/HP，白细胞1~6/HP，午后5时许大便1次，性质同上。

中医脉案：病员神志昏糊，口张气喘，有不能接续之状，目瞪神呆，舌瘪干枯，焦裂软短，肌肉瘦削，大便下血，今日3次，脉来左手濡细数，右手滑数无力。

处方：人参须先煎1钱，麦冬6钱，五味子3钱，白芍4钱，石斛4钱，党参3钱，阿胶后入烊化3钱，生地4钱，生地榆6钱，炙甘草3钱，侧柏炭3钱；1剂，水煎服。

（八诊）1960年8月24日

患者已无腹泻，今日共大便3次，黑褐色稀便，总量约200~250ml，但一般情况仍无好转，昨日晚已给氯霉素500mg静点，体温仍在38℃以上，心率125~130次/分，腹软无压痛。路大夫指示中药按前方再服1剂，水煎服。

（九诊）1960年8月25日

患者病情同前，已无便血，仍有发热，呼吸急促，昨日大便下血已止，口张气短不能续，舌瘪干枯，头摇，躁动不安，脉来虚数，拟益气养阴止血法。

处方：沙参8钱，玄参4钱，寸（麦）冬4钱，生地4钱，桔梗3钱，白芍3钱，阿胶后入烊化3钱，双花（金银花）炭4钱，生地榆5钱，黄芩炭3钱，（枇）杷叶3钱，桑叶2钱，甘草2钱；1剂，水煎服；安宫牛黄丸1丸，分2次服。

（十诊）1960年8月26日

人参须先煎1钱，党参4钱，五味子1钱，麦冬4钱，白芍4钱，炒当归3钱，阿胶后入烊化8钱，生地1两，双花（金银花）炭4钱，生地榆5钱，黄芩炭3钱，小蓟4钱，三七粉6分分2次送服；2剂，水煎服。

1960年8月27日

昨晚6时许曾便血约150ml，于当晚11时50分又便柏油样便250ml，患者并有高热39.2℃。心率140次/分，听诊肺部无啰音，腹部在脐左下有肌紧张，按之患者有缩腿反应，当时并有中度上气（呼吸困难），身体注射部位，均有出血点，两手水肿，瞳孔反射正常，两肺可见啰音，右侧为多。

（十一诊）1960年8月29日

病员仍发热，烦躁，但神志较前稍清醒，舌质干枯乏津，呼吸急促，昨日曾大便1次呈柏油状，脉来濡数，治宜养阴清热法。

处方：沙参5钱，玄参4钱，麦冬5钱，白芍3钱，石斛4钱，白茅根5钱，黄芩炭4钱，小蓟4钱，生地8钱，炒当归4钱，阿胶后入烊化5钱，双花（金银花）3钱，三七粉8分另包分2次送服；2剂，水煎服。

1960年9月4日

患者于本日前病情一般，未见明显恶化，体温不稳定，持续于37~38℃之间，5天来无明显便血，但大便仍为暗红色，于今日午后2点便黑色之便250ml，稀糊状，混块状物，血压124/90mmHg，心跳有力，心率120次/分，腹柔软，无肌紧张，肠音存在，神志不清。

（十二诊）1960年9月5日

西医病历摘录：患者意识不清，张口呼吸，两眼呆滞，瞳孔对光反射存在，头乱摇，两手乱动。于晨5时左右大便1次约200ml，呈黑色血便，腹软，肠鸣音存在。

中医脉案：患者自前天开始又大便便血，现神识昏糊，两目呆滞，两手捏空，头时摇动，口张气急，舌短质淡，肤色萎黄，脉来濡弦，治宜益气养阴涩肠法。

处方：党参3钱，玄参4钱，寸（麦）冬4钱，丹皮3钱，石斛3钱，白芍3钱，阿胶后入烊化4钱，生地榆5钱，槐花炭3钱，小蓟炭4钱，赤石脂打碎3钱，藕节炭3钱；2剂，水煎服。

1960年9月7日

患者一般情况同前，仍在便血，但性质较前稍好，血便颜色较前淡并带有黄色便。两目仍呆滞，头不时动摇，昨日大便仍为褐色，但舌质转润不甚干枯，此为佳兆，午后微发热，上午正常，脉来沉弦微数、但无力，中药尚未服完，仍继服前药，服完后再议。

1960年9月8日~14日

患者精神逐渐好转，意识清，语言由不清楚转变为清晰，大便至12日前仍呈暗红色血便，至13日后便血减少，质好转、便内带有黄色粪便，饮食尚好已能食1碗米粥，两肺于12日起可听干性啰音，心率120次/分，无杂音，腹有压痛，肚脐周围为显，8日起发现两手及背部，两下肢有水肿，指压凹陷，可能为营养不良之故。

**（十三诊）1960年9月15日**

中医脉案：病员神志已清，胃纳少进，便血减少，唯午后发热汗出，有时腹痛，两目呆滞，舌质淡有花剥苔，脉濡细弱，治宜益气养阴退热。

处方：党参3钱，生（黄）芪4钱，当归3钱，酒（白）芍4钱，玄参3钱，石斛3钱，寸（麦）冬4钱，丹皮3钱，（地）骨皮3钱，炙鳖甲打先煎4钱，浮小麦4钱，生牡蛎打先煎4钱；2剂，水煎服。

**编者按：**本案患者青年男性，发热（中高热度）伴腹泻、玫瑰疹20余天，神昏、大量便血1天，经肥达反应检测，西医诊断：伤寒并发肠出血，采用合霉素等抗生素未能控制，遂请中医会诊。伤寒（西医病名）是由伤寒杆菌引起的急性全身性传染病，主要经水及食物传播，夏秋两季多发。伤寒杆菌由口进入消化道，侵犯肠黏膜的淋巴组织，进入血液造成全身单核巨噬细胞系统增生和菌血症、甚至败血症；病程第2~3周小肠淋巴组织坏死、溃疡，易发生肠出血和肠穿孔严重并发症。从中医角度考察，本病发于夏暑季节，为感受湿热疫毒所致湿温病。当时经济困难，人群营养较差，医药发展水平较低，抗生素效力不足，感受湿热疫毒，病延失治，而邪从燥化，深入营血，蒙蔽心窍，损伤肠络，迫血妄行，损耗阴血，故证见高热、神昏、腹泻、便血、皮疹、齿衄、唇焦、舌卷干晦、脉濡数、面色萎黄。路师急予清热开窍、凉血止血、养阴补血法，仿地榆汤（《圣济总录》）、黄芩汤（《伤寒论》）合增液汤加减。方中重用地榆苦寒沉涩、善入下焦血分，以清热解毒、凉血涩肠；以黄芩汤、增液汤加龟甲、当归、丹皮，清营解毒、滋阴养血；配用紫雪丹清热开窍。2剂后便血稍缓，但因毒血症、中毒性心肌炎，热毒内陷心包，并有气阴衰竭欲脱之势；急予安宫牛黄丸清心开窍，仿大定风珠意，随症加玉竹、石斛、何首乌、羚羊角、钩藤、天竺黄、木通、当归，滋阴潜敛、清营开窍、养心通脉。6剂后体温下降，快速心律失常得以缓和，神志转清，病势渐缓。但因正不胜邪，余邪复燃，再发毒血症及心肺功能衰竭，中医证属热毒内陷、正不胜邪、气阴欲脱，路师仿生脉饮合加减复脉汤，随症加生地榆（重用）、金银花炭、黄芩炭、槐花炭、小蓟炭、藕节炭、侧柏炭、三七、枇杷叶、桑叶等，以补气固脱、养阴清营、凉血止血、肃肺平喘。药进5剂病势未缓，患者仍便血，神昏目呆，两手捏空，头时摇动，口张气急，肤色萎黄，舌短质淡，脉濡弦，系气血大亏、热毒内陷、血脱不固；路师调整方针，治宜益气养阴涩肠法；方以党参益气健脾统血，麦冬、石斛、白芍、阿胶滋阴养血止血，玄参、丹皮、生地榆、槐花炭、小蓟炭、藕节炭清营凉血止血，更加赤石脂酸涩甘温、涩肠固脱止血。1周后意识恢复，精神好转，大便形质改善，便血减少，胃口渐开，表明药中鞘的。然湿温之邪性质黏腻、难以速去，气血阴亏、余邪留恋，唯午后发热汗出，有时腹痛，两目呆滞，肢体轻度水肿，舌质淡有花剥苔，脉濡细弱；继以益气补血、养阴退热方药调治善后，逐步进入康复阶段。

## 慢性肠炎案

金某，男，26岁，病历号：9426。

### （一诊）1960年3月22日

西医病历摘录：自1958年以来，经常有腹痛腹泻，但也有时便秘。今年2月以来、自10日经常腹痛腹泻，经常休息（休病假），有时1天10余次，有时9天1次，近10几天以来，又有腹痛腹泻症状发生，无鸡鸣泻，稀便、无脓血，诊断为慢性肠炎，经用合霉素等药物治疗。

中医脉案：素日衰弱，经常不得眠，饮食稍一不慎或受风寒即觉周身不舒，腹鸣作泻，为完谷不化之水泻，腹内经常觉凉，肢体软弱，腰酸乏神，仰卧时而遗精，舌苔根部厚腻，脉象濡弱，小溲黄，昨夜一夜未睡。

证系心肝肾及脾胃四经同时受病，属于不足、后天虚弱所致，当前治疗原则，首应健脾和胃以壮后天之本，饮食一充则心肝二经得养、肾水亦足，次再补益心肾。

治法：健脾和胃，温肾扶阳。

处方：党参3钱，白术土炒3钱，云（茯）苓5钱，川附片先煎半小时1钱半，川（厚）朴1钱，杏仁3钱，陈皮2钱，炙（甘）草1钱；2剂，水煎服。

### （二诊）1960年3月24日

患者服上药，腹中雷鸣减少，晨起脐部周围攻冲奔豚亦减，其余如前。昨日风大降雪，周身甚感不舒，舌苔根部厚腻少复薄，中尖部薄白，脉濡弱，小溲晨黄午白，大便稀少复稠。据以上情况服温肾扶阳之剂适宜，宜加大剂量。夜能睡4小时，但多梦。

处方：党参3钱，白术土炒4钱，茯苓5钱，川附片先煎半小时3钱，炮姜5分，陈皮3钱，炙（甘）草3钱，2剂，水煎服。

(三诊)1960年3月26日

患者服上药，胃纳少舒，无不适感，睡眠较前少有进步(昨夜6小时少有梦)，大便较前转干，头晕亦少见轻，其余如常，舌质淡苔薄白，脉濡弱已少现有力，但尺部仍无根。仍以前法出入，加入补卫气之品。

处方：党参3钱，白术4钱，茯苓5钱，生黄芪4钱，炮姜5分，川附片先煎半小时3钱，白芍3钱，陈皮2钱，炙(甘)草3钱，2剂，水煎服。

(四诊)1960年3月29日

能睡眠6小时，但少有梦，腹部攻冲亦见少，胃纳少增，大便日行1次，头晕亦见轻，舌质苔如前，脉转沉弦缓，服前药未见其他不适，仍以原方照服2剂。

(五诊)1960年4月1日

能睡6~7小时，仍少有梦寐，晨起脐下气上攻冲已止，食欲增加，大便日1行时干时溏，头晕亦减，精神少充，唯腹中时隐痛，脉沉弦缓，舌苔薄白少腻，仍以上法出入。

处方：党参3钱，生黄芪4钱，白术3钱，云(茯)苓5钱，炮姜5分，川附片先煎半小时2钱，白芍3钱，橘红2钱，炙(甘)草3钱；2剂，水煎服。

**编者按：**患者青年男性，经常腹痛、腹泻水样便、或便秘交替近2年，常因饮食不慎或受寒诱发，素日衰弱，伴眠差、神倦、腰酸、遗精等，原诊断慢性肠炎，但因当时尚无条件行肠镜检查，不排除心身疾病的功能性肠病或慢性结肠炎。从中医角度考察，患者缘于素体衰弱，困难时期营养缺乏，居处北方，季冬初春尚属寒冷，阳气当升未发，且忧思多虑，病变以脾胃肠道症状为主、波及心肝肾。肠鸣腹泻，水样便、完谷不化，或便秘交替，腹内觉凉，体弱乏力，舌苔根部厚腻，脉象濡弱，为脾胃阳虚、寒湿阻滞；腰酸遗精、小溲黄、眠差乏神、脉沉弦，系肾气亏虚、心肾不交、肝气不调。路师分析：“证系心肝肾及脾胃四经同时受病，属于不足、后天虚弱所致，当前治疗原则，首应健脾和胃以壮后天之本，饮食一充则心肝二经得养、肾水亦足，次再补益心肾。”正如叶天士在《临证指南·虚劳》强调：“上下交损，当治其中”。盖中焦脾胃为后天之本，主运化水谷，为气血生化之源、气机升降之枢。遂采取健脾和胃、温肾扶阳法，选用异功散加附子、厚朴、杏仁。其中异功散健脾和胃，附子补火生土；肺主一身之气，通降肺胃可助三焦气机调畅，故以厚朴、杏仁降逆调气。服药2剂，腹中雷鸣、脐部攻冲奔豚感减轻，腹泻、睡眠、厚腻苔改善。遇风雪天仍周身不适，脉濡软，继以前法去厚朴、杏仁，增量附子、加炮姜以增强温阳散寒，重用生黄芪益气实卫，加白芍和营育阴、缓急止痛。共服药8剂，肠鸣腹痛、奔豚气、腹泻缓解，食欲增加，睡眠恢复，精神见充。由此不难看出，路师在尊经师古基础上，倡导“持中央、运四旁，调升降、顾润燥，怡情志、纳化常”的调理脾胃学术思想，运用于复杂心身疾病中每获佳效，早在20世纪60年代已见端倪。

## 面瘫案

华某，男，35岁，单位：包钢焦化厂，病历号：108200，诊断：颜面神经麻痹。

（一诊）1960年10月6日

患者于国庆节前1天突患右侧面瘫，口眼㖞斜，右眼睑不能闭合，右侧额角肌肉无皱纹，饮水尚不外流，患病前后脑痛，眼睛流泪，曾参加义务劳动，汗出当风，回家后即感不适，而出现口眼㖞斜等症。现周身不适，晚有怕冷感，胃纳尚可，睡眠前几日不安，近两日少佳，小溲淡黄，舌质尖绛，苔薄白，脉象沉弦数。系内有郁热，外受风寒，致邪中络脉而成，宜针药并用，外散风寒、内清郁热。

针灸处方：

颊车，右侧1，斜平刺，捻转进针，补法；

地仓，右侧1，斜平刺，捻转进针，补法；

风池，右侧1，直刺，捻转进针，补法；

共3针，留针3~5分钟，针后有酸胀感、余无不适感。

汤药处方：川羌活2钱，防风2钱，白附子3钱，僵蚕3钱，全虫（蝎）1钱，当归4钱，菊花3钱，荆芥穗1钱半，酒（白）芍3钱；2剂，水煎服。

（二诊）1960年10月7日

针灸处方：

攒竹，右侧1，针5分，快速进针法，补法；

太阳，右侧1，针6分，快速进针法，补法；

合谷，右侧1，针5分，快速进针法，补法；

共3针，留针10分钟，针后无不适。

（三诊）1960年10月10日

服上药配合针灸，症状减轻，右侧颜面肌肉运动自如仍不明显，但右眉能皱，右眼睑闭合大有好转，微有不能闭合之象，恶寒冷已愈，脉弦滑。

处方：川羌(活)2钱，白附子3钱，僵蚕3钱，当归4钱，防风2钱，酒(白)芍3钱，荆芥1钱，丹参3钱，菊花3钱，炙(甘)草2钱，2剂，水煎服。

1960年10月12日

颜面肌肉稍能随意运动，皱眉功能已恢复正常，右眼睑已能相近正常闭合，项及后脑部稍觉不适，晨间自觉颜面肌肉发紧，口眼仍见向右㖞斜，舌质红苔淡(薄)黄，脉象沉弦小数。

处方：黄精2钱，白附子3钱，僵蚕3钱，全虫(蝎)1钱，当归3钱，防风2钱，酒(白)芍3钱，丹参4钱，菊花3钱，川芎2钱，丝瓜络3钱，2剂，水煎服。

**(四诊)1960年10月14日**

证较前减轻，已近恢复正常，再服下药后可停服药。

处方：白附子3钱，僵蚕2钱，全虫(蝎)1钱，当归3钱，赤芍2钱，白芷2钱，防风3钱，丹参3钱，菊花3钱，地龙2钱，荆芥1钱半，2剂，水煎服。

针药并施，在短期内得以康复如初。

**编者按：**本案患者男性，35岁，突发右侧面瘫，右眼睑闭合不利，右侧额纹消失，系周围型面神经麻痹急性期。患者发病前曾睡眠欠安、后头痛、流眼泪，于劳作汗出受风后诱发面瘫，伴恶风寒，尿微黄，舌质尖绛、苔薄白，脉沉弦数。显系素有血虚肝热内风，又劳作汗出、肌表空疏、外邪乘袭。风为阳邪，易犯头面阳位，内外风相引、夹痰热瘀血阻滞经络，致面肌失荣而面瘫；头痛，流泪，恶风寒，舌质尖绛、苔薄白，脉沉弦数，为血虚肝热、风邪上扰、风寒束表之象。路师治以疏风散寒、养血通络，采用针药并施。路师云：足阳明之脉夹口环唇，足太阳之脉起于目内眦，足少阳之脉起于目外眦，故中风一证无不自三阳而来，然经气贯于一身，不必分在气在血。

针刺患侧颊车、地仓，二穴均属足阳明经，为面神经下颌支、颊支分布区，留针 3~5 分钟、轻刺补法，意在补益阳明、通络祛邪；风池为风邪聚会之所，属足少阳胆经，针之可疏风散邪。另仿菊花茶调散、牵正散意化裁。方中以羌活、防风、芥穗辛温上行、疏散头部风寒；羌活辛苦性温，归膀胱、肾经，解表散寒、通经活络，唐代甄权《药性论》记载："治……手足不遂、口面㖞斜"；防风辛甘微温，为风药中之润剂，三药味辛性微温，但温而不燥，长于发散，风寒风热均可使用。菊花辛甘苦微凉，疏散风热，清肝息风明目。白附子、僵蚕、全蝎合为牵正散，善祛风痰、活血通络。当归、白芍养血和络，所谓"医风先医血，血行风自灭"(《妇人大全良方·卷三贼风偏枯方论》)。路师云：牵正散为治疗风痰阻于头面络脉之常用方，方中白附子、全蝎偏于辛温，化痰通络止痉作用较强，而对于正气不足、内有郁热、外感风寒者，则显不够全面，故本案以此为基础方，加羌活、防风、芥穗以散头面三阳经之风寒。患者夜寐不安、舌尖红绛、脉沉弦数等为内有郁热之象，故加菊花清肝息风，使火降热除；当归、白芍养血和营。次日，针刺患侧攒竹、太阳，攒竹属足太阳膀胱经，太阳为经外奇穴，二穴为面神经颞支、颧支分布区，采用留针 10 分钟、浅刺快进补法，意在通阳散寒、祛风通络；配用合谷，属手阳明经原穴，为治面瘫之要穴，旨在鼓舞阳明气血、活络祛邪，所谓"面口合谷收"。经针药治疗 3 天，恶寒缓解，面瘫略有好转，脉转弦滑，上方去全蝎之走窜以防耗散气血，加丹参、炙甘草养血活血和络。2 天后颜面肌肉随意运动改善，额纹恢复，眼睑闭合基本正常，舌质红苔薄黄，脉象沉弦小数，上方去羌活之辛散，加黄精、丝瓜络、地龙滋阴补血、活血通络，白芷引经至阳明。本案通过针药并施，针灸善于疏通经络、调和气血，中药长于养血活血、疏经和络，二者结合，相得益彰，在短期内患者康复如初，故前人有"一针二灸三服药"之说。

路师一贯倡导中医不仅整体辨证，且宜综合疗法、杂合以治，发挥各种诊疗技术优势；我们从"病案日记"记录内容，也足见路师早年中医针药功夫积累之深！

# 三、妇产科病案

## 产后盆腔感染案一

董某，女，22岁，病历号：13880，入院日期：1960年7月20日夜12时，诊断：产后（盆腔）感染。

**（一诊）1960年7月21日**

西医病历摘录：于7月14日在家足月顺产分娩，胎盘也自然完整娩出，在前日（7月17日）晚间醒来突然感觉发热，昨日经地段（基层）大夫治疗过，于昨晚急诊入院，当时高热40℃，头晕痛、全身酸痛，腹部压痛明显，恶露色红紫无臭味。经链霉素、青霉素治疗症仍如上述。约中医会诊。

中医脉案：产后6天，高热40℃，午后为甚，胃纳二便正常，阴道分泌物先为米汤样、后色紫有血块，腹部按之疼痛，恶露未净，为瘀血发热之征，宜养血和血、祛瘀止痛。

辨证：产后恶露不净，瘀滞发热。

治法：养血和血、祛瘀退热、温通止痛。仿生化汤化裁。

处方：当归5钱，川芎2钱，丹参5钱，桃仁打3钱，炮姜1钱，杭（白）芍4钱，五灵脂2钱，郁金打2钱；2剂，水煎服。

1960年7月22日，热退身和，腹痛停止，腹部已无压痛。于23日体温降至36.5℃而出院。

**编者按：**本案患者青年产妇，产后6天，高热、腹痛3天入院。因产后恶露淋漓，腹部压痛，伴午后发热、头晕痛、全身酸痛。路师诊为恶露不净、瘀滞发热，产后阴血亏虚、正虚受邪；故治宜养血和血、祛瘀退热、温通止痛；仿四物汤合生化汤化裁。生化汤源自《傅青主女科·产后篇》，为妇女产后常用之良方（当归、川芎、桃仁、炮姜、炙甘草），适于恶露未净、胎盘残留、血虚有寒、夹有瘀滞之证。傅氏在产后篇中指出："惟生化汤系血块圣药也"；"凡新产后，荣卫俱虚，易发寒热，身痛腹痛，决不可妄投发散之剂，当用生化汤为主，稍佐发散之药。"路师云：本案患者产后高热，恶露淋漓，先为米汤样、继色紫有血块，腹部按之疼痛，夜重于昼，头晕，全身酸痛，显系正气不足、外受风寒、血虚有热、瘀滞夹杂所致。故重用丹参味苦微寒，既养血又祛瘀生新，五灵脂苦咸甘温、活血化瘀止痛，白芍味酸微寒、养阴和阳以除热，尤妙在郁金辛苦性寒、为血中气药，不仅行气解郁、活血止痛，且联同丹参、白芍，使生化汤无辛温过燥伤阴之弊，共奏"医风先医血，血行风自灭"（《妇人大全良方·卷三贼风偏枯方论》），活血先理气、气行则血通之效，不用散风解毒药，却使表邪散、瘀血祛、恶露净、发热退。盖全方通补兼用、寒热互济，使瘀祛血充、气血和调、外邪得散，则发热、腹痛旋即而愈。

## 产后盆腔感染案二

董某，女，31岁，病历号：13909，入院日期：1960年8月1日，诊断：（产后盆腔感染）会阴侧切愈合不佳。

（一诊）1960年8月19日

西医病历摘录：患者系高年初产妇，伴有心慌气短，诊断为风湿性心脏病二尖瓣狭窄，产后已17天，13天时有左侧半身麻木，发冷至脚跟部，今晨突然发热至39.5℃，肝脾均触及，肋下2指，同时有明显之压痛，腹部压痛亦明显，为产钳助产之产妇。

中医脉案：患者眼睑虚肿，面皖无华，舌质灰滞，舌苔中剥带有浮黄，语言低微，声音无力，昨夜不慎感寒，恶寒战栗，左侧手足麻木，今日发热，肢体肤色萎黄，胃纳呆滞，大便干燥，入院19天，仅大便3次，小溲淡黄，夜卧不安，烦躁易惊醒，咽干舌燥，助产时失血不多，恶露很少，少腹两侧及小腹作痛、拒按，左侧及小腹疼痛较重，脉来濡细数。原患风湿性心脏病，加以孕育胎儿，气血本已虚弱，产后更属不足，经云："邪之所凑，其气必虚"（《素问·评热病论》），故虽有外感，仍属气阴不足。

治法：拟益气养血，理气和滞法。

处方：党参3钱，生（黄）芪4钱，苏叶后下1钱半，寸（麦）冬3钱，当归4钱，川芎1钱半，酒（白）芍3钱，炮姜6分，桃仁2钱，郁金打2钱，香附打2钱，甘草2钱；1剂，水煎服。

服此药后第2天，体温下降至正常36.2℃，精神良好，自觉肝脾仍有压痛，呼吸时疼痛见轻，下肢仍感无知觉，但不麻木，于1960年8月22日出院。

**编者按**：本案患者中年产妇，既往有风心脏病史，体质素弱，产后气血更虚，情绪不宁，气滞血瘀，又体虚受寒，遂恶寒发热；皮色萎黄、手足麻木，为气血亏虚、失于荣养；产后恶露未净，胞宫瘀滞，加之情绪不宁，气滞血瘀，故少腹及小腹作痛、拒按；脾胃气虚、推运无力，产后血虚、肠道失濡，肝郁气滞、木不疏土，故胃纳呆滞、大便干燥；气阴血亏虚、虚热内扰，心神失养，夜卧不安，烦躁易惊醒，咽干舌燥，小溲淡黄，脉濡细数。故路师治拟益气养血、理气和滞、扶正透邪法，仿圣愈汤、参苏饮、香苏散、生化汤意化裁。方中以圣愈汤去地黄阴柔，补益气血；生化汤养血和血、温通祛瘀；香苏散去陈皮，疏肝理气、宣肺透邪；郁金行气活血、凉血清心，《本草纲目·草部十四卷》记载：郁金"治血气心腹痛，产后败血冲心欲死，失心癫狂蛊毒"，与炮姜寒温并用，与麦冬同用清心除烦、解郁宁神，党参、麦冬合用又有生脉饮之意，补益气阴、养心润肺。患者病情标本、虚实、阴阳、气血、寒热、表里错杂，路师不仅精于辨证，且立法明确、选方谱宽、用药灵活、配伍合理，故药到病除。由此，足见路师当时中医典籍读书之广、中医临床功底之深；遣方用药体现了"方中有药、药中有方"出神入化的境界。

## 胎儿宫内发育不良案

卢某，女，29岁，病历号：4585。

**（一诊）1960年2月26日**

西医病历摘录：妊娠6个月因有不规则宫缩入院，末次月经1959年8月28日，至今闭经不足6个月。于2月22日自觉胎动减弱，听胎心发现不规则入院。无阴道流血，常有腰部不适，无腹痛，食欲好，大便干，小便正常，口渴思饮。曾因胎心较弱140次/分、伴有不规则子宫收缩，而用黄体酮20mg、日1次，给氧气及25%葡萄糖注射液100ml静注，内服三溴片2片、日2次等治疗。

中医脉案：两尺脉微细，左关濡细，尺部尤甚，右关尺虚弦，恐其流产，以泰山磐石汤加减主之。

处方：党参3钱，生黄芪5钱，白术土炒3钱，（当）归身4钱，酒（白）芍3钱，淡（黄）芩2钱，川芎1钱半，川断3钱，砂仁打8分，阿胶珠烊化3钱，炙（甘）草2钱；2剂，水煎服。

**（二诊）1960年3月7日**

西医病历摘录：第2胎妊娠6个月余，1个月来胎儿不见生长，胎心不规则、时好时坏，有时用氧气后胎心较好，第1胎为妊娠8个月胎死宫内。

中医脉案：现腹部少胀，大便溏，时胎动，舌质淡、苔薄白，脉左手濡弱、尺部尤甚、右脉缓弦，根据以上脉证，显系先天不足、后天失充，不能滋养胎儿所致，拟先理脾固肾，以壮先天。

处方：桑寄生4钱，菟丝子炒3钱，白术土炒3钱，云（茯）苓4钱，黄芩2钱，苏梗1钱半，缩（砂）仁打1钱，山萸肉2钱；水煎服，服1剂，如无反应继续服2剂。

（三诊）1960年3月26日

据述胎儿生长仍不甚快，诊得脉象虚弦、尺部沉弱无力，舌质淡苔薄白，面色少华，其余饮食睡眠等均较好，仍以八珍汤加入温肾之品，大补气血，以培先天。

处方：党参4钱，炙(黄)芪3钱，白术土炒3钱，云(茯)苓3钱，(当)归身4钱，酒(白)芍3钱，(山)萸肉3钱，补骨脂3钱，杜仲3钱，陈皮2钱，炙(甘)草2钱；2剂，水煎服。

**编者按：**本案患者系29岁孕妇，第1胎妊娠8个月宫内停育，此次第2胎妊娠6月余，复发胎儿发育迟缓，有重蹈第1胎停育之势。究其原因，恐系母体因素。该孕妇在经济困难时期，营养较差，其脉两尺微细，左关濡细，右关尺虚弦，舌质淡、苔薄白，面色少华，大便溏，腹部稍胀，均为气血不足、脾肾亏虚、血虚肝热之象，从而使冲任不足、胎儿发育迟缓。路师治以益气养血、理脾固肾，以壮先天；仿泰山磐石散(《景岳全书》)意化裁。方中以八珍汤加黄芪、阿胶珠补益气血；川断、桑寄生、菟丝子、山萸肉、杜仲、补骨脂补肾固胎；黄芩、砂仁、苏梗、陈皮清热疏肝、理气和胃以安胎，使肝脾和、气血充、肾气固、冲任盛，以促进胎儿正常发育。

# 四、儿科病案

## 支气管肺炎案一

郭某，女，1岁半，病历号：9465，诊断：肺炎。

（一诊）1960年3月28日

西医病历摘录：患儿因肺炎于3月17日入院，经治疗后一度好转。目前又有高热3天，持续不退，精神不振，表情烦躁，嗜睡，食欲不振，大小便正常。两肺前后散在性中小水泡音，右肺为多，心音钝，节律整，心率162次/分，腹部平坦软。除用青、链霉素，今日加用金霉素。近几日体温持续在38.2~40.4℃之间。

中医脉案：患儿症如上述。现昏睡，呼吸不利，气急，咳嗽，面色萎黄，发热，舌苔黄腻，脉滑数。

处方：霜桑叶2钱，芥穗1钱，薄荷后下1钱半，杏仁2钱，川贝2钱，（枇）杷叶2钱，黄芩1钱半，炙前胡1钱半，甘草2钱；1剂，水煎浓缩，分4次服。

（二诊）1960年3月29日

西医病历摘录：患儿体温仍持续性高热，精神不振，嗜睡，有时又较烦躁，轻喘，喝水多稍咳，面部苍白。

中医脉案：仍高热昏睡，面色萎黄，呼吸不利，唯有痰哮。大便黑黏色，舌赤无苔，脉洪数。

处方：霜桑叶2钱，桔梗2钱，前胡1钱半，麻黄茸8分，杏仁

2钱，生石膏研先煎5钱，瓜蒌1钱，川(黄)连打8分，甘草2钱；1剂，水煎浓缩，分4次服。

(三诊)1960年3月30日

西医病历摘录：体温仍高持续在39~40℃之间，有时较烦躁，食欲较前欠佳。咳嗽较以前为重，两肺尤以右肺前后散在性中小水泡音，心音钝有力，节律整，心率142次/分，腹部稍胀。

中医脉案：仍高热，咳嗽，腹泻3次，量多发黏，仍昏睡。从以上情况看属于阴阳俱虚之发热。

处方：党参5分，生(黄)芪1钱，白术1钱，云苓3钱，杏仁2钱，白芍1钱半，(枇)杷叶1钱半，款冬花1钱半，焦神曲1钱半，川(黄)连打8分，甘草5分；1剂，水煎浓缩，分4次服。

(四诊)1960年3月31日

西医病历摘录：体温仍持续高热，精神萎靡不振，终日嗜睡，但吃奶饮水多，气促较昨日为重，有时呻吟，大便日2~3次，为黑色、带黏液便，两肺尤以右肺前后仍散在性中小水泡音密布，心音有力，心率170次/分，无杂音，腹部稍胀，肝在肋下约2cm质软，心衰现象存在。

中医脉案：患儿仍高热昏睡，咳喘甚剧，喉中有痰，面色萎黄、无神虚肿，大便今日未泻，舌赤无苔，脉虚数。仍以前法佐入祛痰之品。

处方：麻黄8分，生石膏先煎3钱，桔梗2钱，云(茯)苓3钱，款冬花3钱，(枇)杷叶2钱，杏仁3钱，川贝打1钱半，川(黄)连打1钱，神曲炒2钱，甘草1钱；1剂，水煎浓缩，分4次服。

(五诊)1960年4月1日

西医病历摘录：患儿体温仍高热持续不退，达38.8~39.6℃之间，昨日输血浆可能稍有反应，呕吐，面部较青紫，两肺背部水泡音仍密布，但似较昨日为粗，心音无亢进，无杂音，心率160次/分，腹部平坦软，肝在肋下约3cm质稍硬，心衰仍存在。

中医脉案：患儿仍发高热，昏睡无神，咳喘，呼吸气急。脉洪数。

处方：黄芩2钱，桑白皮1钱半，地骨皮2钱，前胡1钱半，桔梗2钱，杏仁2钱，川贝打1钱半，橘红1钱；1剂，水煎浓缩，分4次服。

（六诊）1960年4月2日

西医病历摘录：患儿体仍持续在39~40℃之间，精神不振，嗜睡。从昨日起食欲亦不好，不愿饮水及吃奶。呼吸急促，在氧气吸入下无青紫，两肺仍散在性中小水泡音密布，心率120次/分，腹胀已消失，肝在肋下约2cm，质软。病因仍不明，各种抗生素均无效。

中医脉案：腹胀，气喘，嗜睡，仍发热，脉虚数。

处方：生（黄）芪、桑白皮、地骨皮3钱，黄芩1钱半，桔梗2钱，杏仁2钱，苏叶后下5分，陈皮2钱，甘草1钱；1剂，水煎浓缩，分4次服。

针灸处方：刺右尺泽、合谷，点刺，刺入1分，不留针。

1960年4月3日

今晨体温又上升至40.1℃。昨晚整夜呻吟，虽用苯巴比妥、氯丙嗪仍无效。气促，呼吸轻度困难，但无青紫，口腔黏膜充血，两肺叩诊无浊音，前胸呼吸清晰但粗糙，背部仍散在性细小水泡音，第二心音亢进，心率190次/分，腹部平坦，肝在肋下约3cm，质稍硬，腹泻3~4次，为黑色黏液。患儿病情危重，肺炎仍无法控制。

（七诊）1960年4月4日

西医病历摘录：患儿病情重，神志不清，时有烦躁不安，呼吸尚平稳，心音不规律，有暂停，肺两侧、背部有中小水泡湿啰音较为密集。

中医脉案：仍高热喘逆，腹胀溲少，两足及手面部水肿，烦躁不安，脉弦数，证为逆候，仍请贵科严密注意，今改用竹叶石膏汤合麻杏石甘汤加减治之。

处方：淡竹叶 1 钱半，生石膏研先煎 3 钱，沙参 2 钱，寸(麦)冬 2 钱，桑(白)皮 2 钱，清(半)夏 8 分，天竺黄 8 分，麻黄茸 5 分，杏仁 2 钱，云(茯)苓 3 钱，甘草 5 分；1 剂，水煎浓缩，分 4 次服。

### (八诊)1960 年 4 月 5 日

西医病历摘录：精神始有好转，夜睡不安，咳加重，大便带有蛔虫 2 条，小便增多，心音规律，已无暂停，肺两侧有中小湿啰音较为疏，肝肋下 1cm。

中医脉案：患儿发热少退，小便增多，足部水肿少退，仍神志欠清，昏睡，咳喘如故，烦躁欠安，口糜满腔，证仍属逆候。

处方：淡竹叶 8 分，生石膏研先煎 2 钱，寸(麦)冬 3 钱，桑(白)皮 8 分，清(半)夏 8 分，杏仁 2 钱，云(茯)苓 3 钱，沙参 2 钱，天竺黄 5 分，甘草 5 分，1 剂，水煎浓缩，分 4 次服。

1960 年 4 月 6 日

患儿今日体温已下降正常，咳嗽加重、烦躁不安已消失，哺乳尚可，心音不规律、仍有暂停。

### (九诊)1960 年 4 月 7 日

西医病历摘录：患儿精神好转，心音规律，无暂停，时有烦躁，无吐，无抽搐，体温已降至正常 36~36.6℃之间。

中医脉案：高热已退，但时烦躁，饮食增多，但仍咳嗽，喉间痰多，夜间为甚，小溲增多日 8~9 次，腿肿已消，脉已不结代而虚洪，舌赤无甚。

处方：沙参 3 钱，党参 1 钱，麦冬 2 钱，玉竹 1 钱半，(枇)杷叶去毛尖 2 钱，款冬花 1 钱半，地骨皮 1 钱半，清(半)夏 8 分，苏子炒 8 分，陈皮 1 钱，云(茯)苓 2 钱，神曲炒 2 钱，甘草 1 钱；1 剂，水煎浓缩，分 4 次服。

该患儿治疗过程中选进麻杏石甘汤、泻白散、益气理脾剂而证未减，反而逆转，后连进养阴理脾之剂，病儿则转危为安。体温至1960年4月5日晚即逐渐下降至正常，后经治疗于1960年5月10日治愈出院。

**编者按：**本案幼儿于春季急性发病“肺炎”，高热昏睡、咳嗽气喘，属于中医风温，如叶天士所论“风邪上受，首先犯肺，逆传心包”（《温热论》）。患儿已住院治疗10余天，病情一度好转，中医会诊时再次持续高热3天，昏睡烦躁，咳嗽气急、呼吸不利，面色萎黄，纳差便调，舌苔黄腻，脉滑数。始以宣肺清热、肃肺化痰中药2剂，高热、咳喘、嗜睡不减；出现腹胀、腹泻、大便量多而黏，运用益气健脾、清肃肺热、清肠化滞、兼以护阴法，腹泻已止；但病势仍难以控制，出现咳喘甚剧、喉中痰鸣，面黄虚肿，舌赤无苔，脉虚数，继以清宣肃肺、益气扶正法，以麻杏石甘汤、泻白散加生黄芪、黄芩、川贝、桔梗、前胡、苏叶、陈皮等化裁，结合尺泽、合谷点刺，加强清泄太阴、阳明。病情继续恶化，高热喘逆，腹胀溲少，两足及手面部水肿，神昏烦躁，心肺功能衰竭。路师改用竹叶石膏汤合麻杏石甘汤加减，养阴清心、泻肺化痰、健脾利水；方中以麻杏石甘汤加桑白皮清泄肺热、化痰平喘，其中运用麻黄茸减弱其辛烈之性，适宜幼儿或体弱者，竹叶、天竺黄清心化痰、开窍定惊，沙参、麦冬养阴润肺护心，茯苓、半夏、杏仁、甘草健脾利水、宁心安神、肃肺平喘。服上药1剂病有转机，发热渐退，小便增多，足部水肿减退，大便排出蛔虫2条；但病情尚重，继服上方1剂，体温降至正常，精神好转，饮食增加，心律较前平稳，仍咳嗽痰多，脉虚洪，舌赤好转，遂以补益气阴、肃肺化痰、健运脾胃之剂巩固善后，于1960年5月10日痊愈出院。纵观患儿疾病全程，表明患儿由于肠道寄生虫病、营养不良等基础病，使其气血不足、脾胃素弱、虫积食滞；因此，感受风温，正不胜邪，极易逆陷；此时通过养阴清心、泻肺化痰、健脾利水、扶正祛邪法，以竹叶石膏汤合麻杏石甘汤、沙参麦门冬汤、四君子汤等化裁，方使心肺宁、脾胃健、痰热清、蛔虫下，经积极救治转危为安、痊愈出院。

# 支气管肺炎案二

王某，男，2岁，病历号：11840，诊断：支气管肺炎，并发心力衰竭。

病历摘录：

## （一诊）1960年4月18日

西医病历摘录：患儿发热咳嗽5天、气喘1天，诊断支气管肺炎而入院。入院精神欠佳，呼吸较急促，两眼球上翻，并有小的抽搐，心音仍频速而钝，心率148次/分，肺啰音较细，体温39.2℃，经青霉素、链霉素、合霉素、氯霉素治疗不好转，改氯丙嗪病情亦无进步。

中医脉案：患儿面目水肿，色晄白，昏睡无神，喉中痰哮，呼吸不利，喘息抬肩，舌质红苔淡（薄白），脉左弦数、右沉弦，指纹青紫到气关，证属肺有郁热、外感风邪而起。治宜清肃肺金、渗湿祛痰法。

处方：淡竹叶1钱半，生石膏研先煎3钱，沙参3钱，清（半）夏2钱，麦冬3钱，杏仁2钱，（枇）杷叶2钱，白前1钱半，淡（黄）芩1钱，甘草1钱；1剂，水煎浓缩，分4次服。

## （二诊）1960年4月19日

西医病历摘录：患儿昨夜仍有烦躁和哭闹3~4次，但能吃奶少量，体温一度下降又上升，眼睑仍有轻度水肿，心率160次/分，尚有力稍频速。肺听诊有细密水泡音散在，叩到两背均较实音，肝大（肋下）3cm，脾可触及，今日停服金霉素。

中医脉案：今日病情见上述，仍有微热，上午轻、午后重，昏睡见轻，咳逆气急，脉仍沉弦带数，以昨日方出入。

处方：淡竹叶1钱半，生石膏研先煎3钱，沙参3钱，地骨皮1钱半，桑白皮1钱半，清（半）夏2钱，麦冬3钱，杏仁2钱，款冬花2钱，（枇）杷叶2钱，甘草1钱；1剂，水煎浓缩，分4次服。

1960年4月20日

精神尚可，体温唯醒后仍有一阵之低烧，烦躁不安，痰较多，叩诊右侧稍浊音，其他(-)。

1960年4月21日

今日体温逐下降，肺啰音仍存在散在，叩诊(-)，心音尚有力，心率142次/分，肝(肋下)2cm，脾(-)。

**(三诊)1960年4月22日**

西医病历摘录：今日体温平稳，精神好些，夜间睡眠尚可，心音有力，肺听诊有散在性细水泡音。

中医脉案：患儿热退身和，咳喘亦减，神志稍清，唯烦躁不安，咽干口焦，溲短赤，声嘶哑，睡眠不安，舌干少津，面黄乏神，脉虚数。高热数日，营阴久耗，急以养阴之品，滋肺润燥，处方：以清燥救肺汤加减。

处方：沙参3钱，(枇)杷叶2钱，杏仁2钱，麦冬3钱，玉竹2钱，石斛2钱，霜桑叶2钱，地骨皮2钱，款冬花2钱，陈皮1钱半，甘草1钱；2剂，水煎浓缩，分4次服。

1960年4月23日至28日

患儿精神尚可，体温下降至正常，心音有力，(心率)134次/分，肺偶有小水泡音散在，于4月28日出院。

**编者按：**本案幼儿患者于春季急性发病，高热、咳嗽、痰哮、喘促、轻度抽搐、昏睡无神、面目水肿、面色皖白，舌质红、苔薄白，脉左弦数、右沉弦，指纹青紫到气关。西医诊断：支气管肺炎，并发心力衰竭；中医诊断属于风温。叶天士云："风邪上受，首先犯肺，逆传心包"(《温热论》)。该患儿外感风热，痰热郁肺，病重势急，逆传心包，热盛动风，损耗气阴，而有气虚痰湿内阻之势。路师急予清肃肺金、辛润化痰、养阴护心法，拟竹叶石膏汤、泻白散化裁。方中石膏辛甘大寒、清透肺胃气热，竹叶清心导赤、除烦止惊，黄芩清肺解毒，桑白皮善清气分肺热，地骨皮善降血分伏火，桑白皮、枇杷叶、杏仁甘寒或辛润，清肃润肺、化痰止咳平喘，沙参(竹叶石膏汤中人参易沙参）补益气阴，合麦冬养阴润肺护心，半夏、白前、款冬花辛苦微温，宣肺降气、祛痰止嗽平喘，并防前药过于寒凉而冰遏热伏，甘草调和诸药、润肺止咳。服上药加减3天后，热退身和、咳喘亦减、神志转清，唯烦躁不安、睡眠不安、面黄乏神、咽干口焦、声嘶溲赤、舌干少津、脉虚数。路师分析："高热数日，营阴久耗，急以养阴之品，滋肺润燥"，清燥救肺汤加减。方中以沙参、麦冬、玉竹、石斛甘寒凉润，滋阴润肺；桑叶、枇杷叶、杏仁轻疏凉润，肃肺降逆、止咳化痰平喘；地骨皮甘寒入血分，清降虚火；款冬花、陈皮止嗽化痰、理气和胃；合方共奏清肺余热、滋阴补虚、肃肺化痰。患儿住院治疗10天，痊愈出院。

## 支气管肺炎案三

李某，女，2岁，病历号：12037，诊断：支气管肺炎。

（一诊）1960年4月27日

西医病历摘录：患儿因高热不退1960年4月25日入院。精神欠佳，呼吸粗糙，体温39.6℃，心音钝，心率138次/分，夜间哭闹不休。

中医脉案：患儿面黄虚胖无神，烦躁不安，发热数日不休，特别是夜间为甚，咳喘痰哮，呼吸急促，腹胀便溏，日2~3次水样便，指纹青紫，脉弦数无力。

处方：党参1钱，生（黄）芪3钱，白术1钱，云（茯）苓3钱，陈皮1钱半，杏仁2钱，桑白皮1钱半，清（半）夏1钱，滑石4钱，焦三仙3钱（焦麦芽、焦神曲、焦山楂各1钱）；1剂，水煎浓缩，分4次服。

（二诊）1960年4月28日

西医病历摘录：今日仍精神较差，思睡和烦躁不安，但意识仍清，无明显气喘和呼吸困难，唯仍腹泻，为稀水样、似有脓样，体温仍持续38~39℃左右。已用过青霉素、链霉素、金霉素、土霉素及静注加用氯霉素。心音稍钝，肺听诊两侧均有散在性水泡音，叩诊（-），肝大（肋下）2cm，脾未触及，无脑膜刺激征。

中医脉案：患儿体温不定，仍发热昏睡，形衰神疲，面色及手指皮肤萎黄无血色，腹泻，日4~5次稀水便，腹软，舌质淡、无苔，脉虚弦数。

处方：党参1钱，生（黄）芪3钱，地骨皮3钱，五味子1钱，杏仁3钱，滑石布包4钱，炒黄芩1钱半，焦三仙3钱（焦麦芽、焦神曲、焦山楂各1钱），云（茯）苓3钱，白术2钱，麦冬2钱；1剂，水煎浓缩，分4次服。

（三诊）1960年4月29日

西医病历摘录：今日患儿精神尚可，体温稍减退，心音仍有力，肺内仍有散在鼾音，叩诊(－)，腹软，肝(－)，脾(－)，无腹膜刺激征。

中医脉案：病情如上述，患儿发热稍退，精神稍佳，但仍无神嗜睡，腹胀作泻，脉虚弦数。原方去黄芩5分，照服1剂，水煎服。

1960年4月30日

病儿精神尚可，体温亦正常，肺内偶有散在性水泡音，叩诊(－)腹软，肝脾(－)，有好转。于5月2日治愈出院。

**编者按：**本案患儿春季急性发作“支气管肺炎”，高热数日、夜间为甚，咳喘痰哮，呼吸急促，腹胀溏泄，面黄虚胖无神，指纹青紫，脉弦数无力。属于中医风温，经济困难时期患儿营养不良，脾肺气虚、御邪无力，感受外邪，极易内陷。该患儿面黄虚胖，为脾胃亏虚、气血不足；感受风温，痰热壅肺，肺失宣肃，则发热、咳嗽、痰哮、气促；肝属木、主春而风入于肝，脾阳不升，土虚木郁，木贼克土，脾不运湿，故腹胀溏泄、面黄虚胖无神；指纹青紫、脉弦数无力，为痰热郁滞、脾虚肝旺之征象。急治宜扶正祛邪法，路师予益气运脾、清肃肺金，方以六君子汤加生黄芪、焦三仙（焦麦芽、焦神曲、焦山楂）益气运脾，桑白皮、杏仁清肃肺热、降气化痰，滑石清热利湿、导热下行、且能止泻。次日，观患儿发热昏睡，发热夜甚，形衰神疲，肤色萎黄，腹泻稀水便，腹软，舌质淡、无苔，脉虚弦数，为气血虚甚欲脱、水泻伤阴、热入阴分之势。继前法合入泻白散、黄芩汤、生脉散意。方中以四君子汤加生黄芪、焦三仙（同上）益气运脾，减半夏、陈皮辛燥，去桑白皮、用黄芩清肺解毒、兼清肠止痢，加地骨皮善清阴分伏热，麦冬与党参、五味子合为生脉散，护益心肺气阴，五味子兼收敛止泻以防虚脱。1剂后病情好转，仍腹胀作泻，继减量黄芩、顾护脾阳，续服3剂痊愈出院。患儿重症“支气管肺炎”，病情危重复杂，邪盛正虚欲脱，住院7天而病愈出院。足见路师辨证入微，立法明确，用药精准，屡挽颓势。

## 支气管肺炎案四

修某，男，1岁，病历号：12405，诊断：肺炎。

（一诊）1960年5月25日

西医病历摘录：发热及咳嗽10余天，4天来加喘，体温持续高热不退，精神烦不宁，大便近1周稀、日4~5次，多痰，曾吐1次带血，自入院以来经用青霉素、链霉素、金霉素治疗无效，体温持续于38.2~39.4℃之间不退，四肢较凉，面色稍青紫，于24日因高热而突然昏厥，心率146次/分。曾服磺胺药。

中医脉案：患儿高热稽留，昏睡无神，面晄，疲乏无力，唇淡，舌红无苔，手足发凉，喉中痰哮，呼吸低微，小溲黄，曾因高热抽风2次，指纹淡青，脉沉弦数（系郁热于肺，脾虚邪陷，肝热生风；急以扶正托邪、益气运脾、清肃肺金、凉肝息风法）。

处方：党参1钱，生（黄）芪2钱，白术1钱，云（茯）苓3钱，地骨皮3钱，桑白皮1钱半，杏仁2钱，陈皮1钱半，钩藤后下2钱，天麻1钱，清（半）夏1钱，甘草1钱；1剂，水煎浓缩，分4次服。

（二诊）1960年5月26日

患儿于昨日静脉输液、并服中药后，今日体温已降正常，精神始好转，呼吸平稳。仍困倦无神，胃纳少开，无抽搐，面色仍萎黄，指纹淡青，舌质淡、苔淡白，脉弦细数，喉中痰哮减少，仍以昨日方照服1剂。5月28日出院。

**编者按：**本案幼儿春天急性发作“肺炎”，接诊时高热稽留20天，咳喘痰哮，呼吸低微，昏睡无神，面色晄白、唇淡，疲乏无力，手足发凉，曾有抽搐、腹泻，小溲黄，舌红无苔，指纹淡青，脉沉弦数。属于中医风温，系患儿营养不良、气血素虚、正不胜邪，外感风温、郁热于肺，脾虚邪陷、逆传厥阴、蒙蔽心包、热盛动风，致使上述危重病情。急治以扶正托邪、益气运脾、清肃肺金、凉肝息风法。方宜六君子汤加生黄芪，益气运脾化痰、扶正托邪，合泻白散加杏仁，清肃肺热、化痰平喘，重用地骨皮甘寒清润、善清营阴伏热，钩藤、天麻凉肝息风。服药1剂病势大减，住院共服中药2剂，4天痊愈出院。由此充分显示，在幼儿急性支气管肺炎及肺炎、虚实错杂的危重病情中，高精准中医辨证论治，特别是扶正祛邪思想，凸显其治疗优势。

## 麻疹合并肺炎案

王某，男，7个月，病历号：10655，诊断：麻疹合并肺炎。

（一诊）1960年6月19日

西医病历摘录：患儿6月8日于门诊诊断为麻疹合并肺炎，体温曾高热至41℃而入院，经用青霉素、链霉素、金霉素、氯霉素、红霉素等综合治疗及中医施用发表清疹毒等法，体温仍持续不退，至19日前体温持续于38.4~41.5℃之间，精神表现烦躁，两眼时有上斜视，心率160次/分，节律频速，肺呼吸音粗糙，可闻及啰音及管形呼吸，肝大（肋下）3cm。

中医脉案：患儿高热稽留10余日，每于早晨至中午为重，午后转轻，面色微黄，枯燥无华，两目上视，声音沙哑，形瘦神疲，腹部胀满，小溲黄，胃纳呆滞，鼻煽，呼吸不利，舌质淡，苔微黄而干燥，脉弦数无力，证属气阴两伤虚热，宜竹叶石膏汤加减。

处方：党参1钱半，寸（麦）冬3钱，生石膏先煎3钱，淡竹叶1钱半，清（半）夏1钱半，生地2钱，石斛3钱，木通1钱，陈皮1钱半，甘草5分；1剂，水煎浓缩，分4次服。

（二诊）1960年6月20日

西医病历摘录：患儿今日体温38℃，一般情况较前进步，心率140次/分，尚有力，肺内啰音稍减少。

中医脉案：患儿今日体温少降，病情少有进步，但形体虚弱，气阴两伤，胃纳尚可，大便今日2~3次为冷沫，舌苔如前，仍以上法佐入理脾之品。

处方：党参1钱半，生（黄）芪3钱，白术1钱半，石斛2钱，麦冬3钱，玉竹2钱，白芍2钱，清（半）夏1钱半，生地3钱，朱（茯）苓3钱，淡竹叶1钱半，甘草1钱；2剂，水煎浓缩，分4次服。

（三诊）1960年6月23日

西医病历摘录：6月21日，一般情况较前有进步，体温37.5℃，心率140次/分，节律整，音尚有力，唯肺内湿啰音仍有，大便为沫状，日2~3次，肝仍大（肋下）3cm，继用中药治疗。

中医脉案：患儿面色萎黄，精神萎靡，嗜睡，咳嗽减轻，胃纳少增，舌质淡无华，脉细数，治以上法。

处方：党参2钱，生（黄）芪3钱，当归2钱，白芍2钱，生地2钱，石斛3钱，寸（麦）冬2钱，陈皮1钱半，山药1钱半，炙甘草1钱；2剂，水煎浓缩，分4次服。

（四诊）1960年6月24日

西医病历摘录：患儿体温维持在38℃左右，精神仍软（差），心率140次/分，节律整，肺两侧仍有中小水泡音，肝大（肋下）2指。

中医脉案：患儿仍有微热虚烦，面黄，皮肤粗糙，肌肉松弛，胃纳已增，仍虚弱，脉细数，拟本事黄芪方加减。

处方：党参2钱，生（黄）芪3钱，白术1钱半，山药2钱，天冬3钱，地骨皮2钱，生石膏研先煎3钱，桑（白）皮1钱半，生地2钱，竹叶1钱半；1剂，水煎浓缩，分4次服。

患儿精神、食欲较前进步，心率140次/分，节律整，尚有力，肺听诊啰音减少，于27日体温下降至36~36.6℃，于6月28日经家属要求而出院。

**编者按：**麻疹是由麻疹病毒引起的急性呼吸道传染病。以冬春季为多见，6个月至5岁小儿发病率最高。自1965年我国麻疹疫苗研制成功以来，因长期疫苗免疫接种，麻疹发病及流行强度减弱。典型麻疹临床过程分为：前驱期、出疹期、恢复期。出疹期多于发病后3~4天，此时全身病毒血症中毒症状严重，甚至出现肺炎、喉炎、脑炎、心衰等危重并发症。在普及接种预防疫苗之前，麻疹发病率及病死率较高，故被列入中医儿科“麻、痘、惊、疳”四大证之一。麻疹以外透为顺，内传为逆。若正虚不能托邪外出，或因邪盛化火内陷，均可导致麻疹透发不顺而形成逆证。本案患儿7个月，高热稽留10余天，上午为重，形瘦神疲，面色枯黄，两目上视，鼻煽、呼吸不利，声音沙哑，纳呆腹胀，小溲黄，舌质淡，苔微黄而干燥，脉弦数无力，系患儿营养不良、脾胃素弱、气血不足，感受风温疫毒，郁遏于肺，正不胜邪，高热稽留，耗灼气阴，疹毒内陷。路师分析："证属气阴两伤虚热，宜竹叶石膏汤加减"，故治宜滋阴清营、益气运脾、扶正托毒。方中党参、麦冬寓生脉饮之意，补益心肺气阴以防虚脱；竹叶、生地、麦冬、石斛清心凉营、滋阴生津；半夏、陈皮、甘草、党参益气运脾和胃；全方虽仿竹叶石膏汤、增液汤意，但病由气分内陷营分，故去生石膏，患儿脾胃虚弱、纳呆腹胀，故去玄参咸寒伤脾，用石斛性甘微寒、益胃养阴，同时增加益气理脾之品，共达扶正托邪。服药1剂即病势好转，但患儿形体虚弱，气阴两伤，出现大便泄泻冷沫，路师仍以上法佐入理脾之品，加生黄芪、白术、茯苓益气健脾化湿，玉竹、白芍养阴护心，朱茯苓系朱砂拌茯苓，有宁心安神之效。服上方加减4剂后，胃纳已增，但仍微热虚烦，面黄，皮肤粗糙，肌肉松弛，形体虚弱，脉细数，路师继拟本事黄芪方合泻白散、竹叶石膏汤加减，3天后患儿发热降至正常，精神、食欲改善，次日要求出院调养。

## 麻疹合并急性喉炎、肺炎案

刘某，男，3岁，病历号：13521，诊断：①急性喉炎、喉头水肿，②麻疹后肺炎。

### （一诊）1960年6月21日凌晨2点35分

西医病历摘录：患儿已出疹4天，于19日晚突有呼吸困难严重而来院，拟有急性喉炎，施行气管切开术，约8时许回病房。神志半昏迷状态，呼吸特急促，无发绀，胸及上肢部有皮下气肿（捻发音），心音钝速，心率190~200次/分，肺两侧有散在干啰音，腹平坦，肝于肋下1.5cm，体温39.7℃，呈嗜睡状态，西药曾用四环素、氯霉素输液及血浆等。

中医脉案：患儿喘逆，呼吸艰难，喉中痰哮，口唇青紫，抬肩撷肚，高热神昏，烦躁不安，疹出四肢头面，唯腹背较少，色不红润，望不细密，胸部微肿，指纹青黯到命关，脉象滑数、时见结代。治以外透内清法抢救。

处方：麻黄茸1钱，生石膏研先煎4钱，杏仁2钱，前胡1钱半，牛蒡子2钱，桑（白）皮1钱半，（枇）杷叶2钱，天竺黄6分，麦冬2钱，大青叶1钱半，川（黄）连打5分；1剂，水煎浓缩，分4次服；回春丹1合，每次1丸，每日4次化服。

### （二诊）1960年6月21日上午

患儿脉滑数，呼吸紧张喘息，发高热，喉中痰鸣，神昏，麻疹在臂及胸部隐现，从昨日开始腹泻，脉时现结代。以疹毒内郁不得外泄，疹毒内攻，以致肺阴不足、喘息气急危症，急宜抢救，经大家会诊后，拟清瘟解毒、宣肺透疹法治之。

处方：羚羊角先煎3分，桔梗3钱，双花（银花）4钱，连翘3钱，牛蒡子1钱，川贝去心1钱半，（枇）杷叶蜜炙2钱，寸（麦）冬2钱，云

(茯)苓3钱，甘草2钱，竹叶5分，(芦)苇根3钱；1剂，水煎浓缩，分4次服；安宫牛黄丸，1丸，分4次服；

下午4时出方：

淡竹叶2钱，生石膏研先煎3钱，麦冬2钱，清(半)夏2钱，桑(白)皮2钱，白前2钱，葶苈子1钱半，(薏)苡仁3钱，玄参2钱，通草1钱；1剂，水煎浓缩，分4次服；

**(三诊)1960年6月22日**

西医病历摘录：患儿体温在下半夜波动于38~38.9℃之间，神志仍处于嗜睡状态，呼吸比较均匀，无发绀，眼睑稍水肿，夜间大便1次黄褐色，带少许黏液、无血，夜间仅服中药煎剂1次、量少，未服安宫牛黄丸，从患儿之体温看来似有下降之势，可能药物发生作用，但尚须进一步观察，呼吸60次/分，脉搏170次/分，心音稍钝，目前患儿仍有心衰现象，考虑继续应用红霉素消炎。

中医脉案：病儿喘息稍减，呼吸少平，但仍昏睡，神志不清，喉中痰哮少减而时作，胃纳饮水尚可，此其佳处，脉象左手滑数、右手弦数无力、时现结涩，病情仍重，仍须注意。当前治疗方针，拟转入益气生津、清肺止喘。

处方：沙参3钱，桔梗2钱，麦冬3钱，清(半)夏2钱，玉竹2钱，生石膏研先煎3钱，桑(白)皮2钱，白前1钱半，杏仁2钱，竹叶1钱半，通草1钱；1剂，水煎浓缩，分4次服。

**(四诊)1960年6月23日**

西医病历摘录：患儿体温仍波动于38~39℃之间，但较前日有下降之势，呼吸亦较均匀60次/分，心音钝，心率160~170次/分，肺两侧有散在性中小湿啰音，精神亦有好转，已无烦躁，目前心衰仍有亦较前有所好转。

中医脉案：患儿体温少减，喘息减轻，神志稍清，脉滑。继用养阴清热之法。

处方：人参须1钱，沙参3钱，麦冬3钱，石斛2钱，玉竹2钱，桔梗1钱半，（枇）杷叶1钱半，桑（白）皮1钱半，川贝1钱半，（地）骨皮1钱，甘草5分，竹叶1钱；1剂，水煎浓缩，分4次服。

（五诊）1960年6月24日

西医病历摘录：患儿情况稳定，呼吸平稳，痰量减少，体温下降至正常，心音维持160次/分，肺啰音粗，肝仍可触知、较前缩小些，食欲好转。

中医脉案：患儿咳喘大减，呼吸调匀，但喉中仍小有痰哮，神识尚未大清，处于嗜睡状态，发热退，胃纳好，面色红润而无晦黯，总的来讲，大有好转，脉象弦数，唯患病多日营阴久耗，应宜密切注意防生突变。治疗仍以养阴清热法。

处方：竹叶2钱，生石膏研先煎2钱，寸（麦）冬3钱，石斛2钱，玉竹2钱，菖蒲1钱，清（半）夏2钱，沙参2钱，川贝打2钱，桑（白）皮1钱半，（枇）杷叶2钱；1剂，水煎浓缩，分4次服。

（六诊）1960年6月25日

患儿病情已经稳定，热退身和，神志已清，但仍咳嗽，时有痰涎，据述喉头水肿尚未痊愈，脉弦数无力。治疗方法仍以养阴清热兼润燥，以养阴清肺汤加减。

处方：生地2钱，玄参2钱，寸（麦）冬3钱，丹皮1钱半，白芍1钱半，（枇）杷叶2钱，川贝打1钱半，薄荷后下1钱半，款冬花2钱，甘草5分，2剂，水煎浓缩，分4次服。（茶饮方）蓬（胖）大海4个，寸（麦）冬3钱，甘草1钱，开水浸泡作茶饮。

（七诊）1960年6月27日

西医病历摘录：患儿体温正常已3天，精神好转，呼吸平稳，今日改小剂量氯丙嗪、四环素、红霉素治疗，心（-），肺两侧呼吸音粗糙，腹平坦，肝肋下约1.5cm，目前患儿之肺炎已好转，今日透视除外肺炎。

中医脉案：患儿热退身和，呼吸平匀，睡眠安稳，胃纳尚可，唯咳嗽时作，痰白稠黏，神志已清，精神少充，舌淡无苔，脉弦滑。拟祛痰清肺法。

处方：麻黄茸5分，生石膏研先煎3钱，杏仁2钱，清（半）夏1钱半，前胡1钱，款冬花2钱，紫菀1钱半，桑（白）皮1钱半，川贝打1钱半，甘草5分；2剂，水煎浓缩，分4次服。

（八诊）1960年6月29日

西医病历摘录：患儿体温已正常，食欲好，气管切开处仍有少许痰液分泌物，今日给插管口用橡皮头填塞3/4，呼吸仍通畅、无困难，发音响亮，无嘶哑，心（-），肺有散在干啰音，据透视肺左上纹理稍增强，但未见浸润影，余肺（-）。

中医脉案：患儿仍有痰涎涌盛情况，可能与食物过量生热而发生痰盛，仍以养阴清痰之剂。

处方：清（半）夏1钱，川贝打1钱半，沙参3钱，桔梗1钱半，陈皮1钱，前胡1钱，寸（麦）冬3钱，杏仁1钱半，桑（白）皮1钱半，神曲1钱，款冬花1钱；2剂，水煎浓缩，分4次服。

（九诊）1960年7月2日

患儿精神充，胃纳好，睡眠安，唯时咳嗽痰多，舌质红、无苔，脉沉弦滑。宜养阴清肺止嗽法。

处方：沙参3钱，石斛3钱，寸（麦）冬2钱，（枇）杷叶2钱，桑叶1钱半，川贝打1钱，杏仁2钱，当归1钱半，白芍2钱，冬花3钱，紫菀1钱半，甘草1钱；1剂，水煎浓缩，分4次服。

（十诊）1960年7月3日

精神旺盛，睡眠平稳，但近日来胃纳少减，大便干燥，咳嗽声燥，咳痰较多，舌质红、苔淡（薄）白，脉沉弦数。治以清燥救肺汤加减。

处方：沙参3钱，蜜杷叶1钱半，生石膏研先煎2钱，阿胶后入烊化5分，杏仁2钱，麦冬2钱，瓜蒌1钱半，霜桑叶2钱，黄芩1钱，海浮石2钱，神曲3钱，甘草1钱；1剂，水煎浓缩，分4次服。

（十一诊）1960年7月5日

西医病历摘录：患儿体温正常已1周，应用广谱抗生素已2周，而肺部仍有散在性干啰音，腹软，昨日应用理疗1次，啰音无吸收，今日继理疗，继请中医科会诊，协助化痰，帮助啰音吸收。

中医脉案：患儿胃纳旺盛，精神充沛，唯咳嗽痰多，喉中辘辘，舌质红、无苔，脉弦数。治以清肺降气化痰。

处方：苏子炒1钱半，清（半）夏1钱半，当归2钱，陈皮1钱半，瓜蒌皮2钱，白前1钱半，黄芩1钱，川（厚）朴8分，杏仁2钱，甘草1钱，1剂，水煎浓缩，分4次服。

1960年7月6日

患儿精神好，痰鸣音减轻，心（-），肺两侧干啰音显有吸收，仅有呼吸音粗糙，今日可出院。

**编者按：**本案患儿3岁，麻疹出疹4天，突然出现严重呼吸困难，诊断为急性喉炎、喉头水肿，施行气管切开术后，仍呼吸急促，喉中痰哮，口唇青紫，高热神昏，双肺干啰音，心动过速，肝大，系麻疹出疹期病毒血症，合并喉炎、肺炎、脑炎、心衰危重并发症。中医会诊时尚见：患儿烦躁不安，四肢头面疹出，腹背较少，疹出较疏，色不红润，指纹青黯到命关，脉象滑数、时见结代。属于中医风温疫毒，邪毒攻喉，郁闭于肺，痰热壅盛，蒙蔽心包，劫伤气阴，疹毒内陷之危证。路师提出："以外透内清法抢救"。方以麻黄茸（麻黄制绒后较生麻黄发汗之力缓和，适宜婴幼儿）、生石膏、杏仁清透肺卫，牛蒡子辛苦性寒，善解毒透疹、宣肺利咽，桑白皮、前胡、枇杷叶、天竺黄清肺化痰、降逆平喘，黄连、天竺黄、麦冬清心护阴、化痰开窍，大青叶清热解毒、凉血消疹；配合回春丹疏散外邪、清热解毒、清心安神、化痰开窍、凉肝息风。回春丹，又名小儿万病回春丹，出自清·凌奂《饲鹤亭集方》，由牛黄、麝香、冰片、雄黄、白附子、天麻、全蝎、僵蚕、羌活、防风、朱砂、蛇含石、胆星、钩藤、川贝、天竺黄、甘草等组成，为儿科外感急重症之要药。次日，患儿病势仍重，麻疹隐现，伴有腹泻，脉结代。路师分析：以疹毒内郁不得外泄，疹毒内攻，以致肺阴不足、喘息气急危症，急宜清瘟解毒、宣肺透疹之剂抢救之。1天开出2方，上午方加强清瘟解毒、宣肺透疹，下午心衰痰饮壅肺，而以竹叶石膏汤合泻肺利水化饮之品，配用安宫牛黄丸清心化痰开窍。次日喘息稍减，痰哮减轻，脉象左手滑数、右手弦数无力、时现结涩，为气阴耗伤。路师调整“当前治疗方针，转入益气生津、清肺止喘”。以竹叶石膏汤、泻白散化裁，方中以沙参、麦冬、玉竹益气养阴、养心润肺，竹叶、生石膏、桑白皮、通草清热泻肺、利水化痰，杏仁、半夏、白前肃肺降逆、化痰平喘。次日体温少减，喘息减轻，神志稍清，仍有心衰，继以人参须、沙参、麦冬、玉竹、石斛，增强益心气、养心阴之功，泻白散加桔梗、枇杷叶、川贝、竹叶、甘草，清心泻肺化痰。药后患儿咳喘大减，发热退，胃纳好，面色红润，脉象弦数，喉中少许痰哮，神疲嗜睡，系“患病多日营阴久耗……治疗仍以养阴清热法”，并加菖蒲开窍醒神。药后热退身和，神志已清，但仍咳嗽，时有痰涎，喉头水肿尚未痊愈，脉弦数无力。治法以养阴清热兼润燥，以养阴清肺汤加枇杷叶、款冬花，配合胖大海、麦冬、甘草作药茶。其后以养阴润肺止咳、消食化痰法善后调治，共住院15天痊愈出院。纵观全程患儿病情危重势急、证情变化多端，路师综合麻疹、风温咳喘、喉症、水凌心肺、气阴亡脱等中医理法指导临证，稳健而灵活、胆大而心细，通过中西医默契合作，终使患儿化险为夷。

# 婴儿腹泻案

孙某，女，10个月，病历号：11342。诊断：发热、腹泻。

（一诊）1960年3月19日

西医病历摘录：患儿呕吐、腹泻已2周，大便7~8次/日，消化不良，呈水样稀便水分较多，伴腹胀，肠鸣音强，精神萎靡。体温保持37~38℃之间，曾用合霉素、链霉素，效果不明显。

中医脉案：患儿形衰神疲，目陷难合，大便溏泻，乳瓣未化，口舌生疮，声哑无力，腹部胀痛，身有微热，舌赤无苔，指纹青紫，脉象滑数。初诊意见：脾虚兼受外感而作腹泻。

处方：人参先煎1钱，前胡1钱半，羌活、独活2钱（各1钱），枳壳1钱半，炒麦芽3钱，白术2钱，川芎1钱半，茯苓3钱，甘草1钱；2剂，水煎浓缩，日1剂，分4次服。

（二诊）1960年3月21日

西医病历摘录：微热，大便仍频，呈消化不良，便水分多，轻度脱水，酸中毒已扭转，肺散在干鸣，心音钝。

中医脉案：患儿精神疲惫，目陷无神，口糜满口，面色萎黄，腹部胀满，时烦躁，作泻仍频，溲黄短，脉弦数，治宗前法。

处方：党参1钱，莲子2钱，川芎1钱，桔梗2钱，羌活、独活2钱（各1钱），前胡1钱半，石斛2钱，白术2钱，云（茯）苓3钱，焦三仙3钱，甘草1钱；1剂，水煎分4次服。

（三诊）1960年3月24日

患儿服前药及输液等综合措施较前已稍有进步。但面色仍黄，精神萎靡，腹部膨胀，口糜累累，仍作泻，日8~9次，发热，脉弦数，继以前方照服1剂，水煎分4次服。

（四诊）1960年3月25日

患儿热退，神安，精神少充，今日上午仅泄泻2次，欲食，舌有口疮，脉沉弦细数，仍以前方1剂，水煎分4次服。

**编者按：**本案患儿10个月，低热、呕吐、腹泻2周，泻如水样便、乳瓣未化，7~8次/日，肠鸣腹胀，形衰神疲，目陷难合，口舌生疮，声哑无力，舌赤无苔，指纹青紫，脉象滑数。路师分析："脾虚兼受外感而作腹泻"，盖患儿困难时期营养不良、脾胃素虚，感受风寒湿邪，外束肌表、内抑脾阳，湿邪内阻，脾胃升降逆乱，故致发热、呕吐、腹泻、水样便、乳瓣未化，肠鸣腹胀；肺卫失宣，则发热声哑；脾虚气弱、久泻伤阴，则形衰神疲，声音无力，目陷难合，舌赤无苔；指纹青紫，脉象滑数，为邪气郁阻之象。婴儿之体稚阴稚阳，腹泻病延日久，脾胃气阴俱伤，正虚祛邪无力，故治先益气扶脾、散风祛湿，宜败毒散合四君子汤化裁，即逆流挽舟法。败毒散，又名人参败毒散，出自《小儿药证直诀》《太平惠民和剂局方》，原为小儿而设，因小儿元气未充，故用小量人参补其元气，如《医方考·瘟疫门》曰："培其正气，散其邪毒，故曰败毒"。喻嘉言在《医门法律·痢疾门方》中，将其用于虚人痢疾初起，比作"逆流挽舟"法，指出："活人此方，全不因病痢而出，但昌所为逆挽之法，推重此方，盖借人参之大力，而后能逆挽之耳"。本案方中以四君子汤健脾化湿、益气扶正；羌活、独活辛苦性温，散风祛湿、升阳止泻；前胡、枳壳辛苦微寒，散风清热、降气化痰；枳壳、炒麦芽理气消导，川芎行气和血、祛风止痛，共使脾胃健、里气和、寒湿散。次日，脱水伤阴较甚，口糜、溲黄、烦躁，在静脉补液同时，上方加莲子、石斛健脾固涩、养阴清热，减枳壳，加桔梗宣肺升清、焦三仙消食运脾，从而扭转病势。路师准确辨证，沉着持守，上方用至第4天，患儿开始热退神安，泄缓欲食，病达近3周的婴儿腹泻得以痊愈。

## 细菌性痢疾案

董某，女，5岁，病历号：13628，诊断：细菌性痢疾。

（一诊）1960年7月22日

西医病历摘录：自1960年7月4日开始发热，嗜睡，腹泻白色脓泡，每小时约10余次，当晚去第一门诊就诊，诊断“细菌性痢疾”，并给静脉注射药物。次日开始绿稀便并有泡沫。第3天来本院门诊，曾在观察室住1天，并给静脉输液，经治疗未见好转，大便1天仍数10余次，7天来未进食，恶心未吐，面色苍白，消瘦，神志清醒，体温39.1℃，脉搏144次/分，呼吸32次/分。3天后大便恢复正常，但体温总保持正常以上，最高达39.6℃，持续不退。精神逐渐萎靡不振。在这期间曾用青霉素、链霉素、氯霉素等抗生素。

中医脉案：患儿面色㿠白，形体消瘦，神志疲惫，烦躁不安，呻吟，两眼直视，眼眶下陷，胃纳呆滞，脾失健运，不能化气生津、上承于口致口渴思饮，唇干燥裂，有口疮，舌质淡尖绛，苔黄腐，日晡发热较重，大便秘结，小溲发黄，两下肢有轻微水肿，胸部呈鸡胸，腹部软，皮肤干燥，肌肉松弛，发黄干枯，脉弦细小数。病机：体质素弱，脾胃失调；治则：益气养阴，调理脾胃。

处方：党参2钱，生（黄）芪3钱，白术2钱，麦冬3钱，石斛3钱，白芍2钱，当归2钱，地骨皮3钱，生地3钱，木通1钱，甘草1钱；2剂，水煎服，日1剂，分3次服。

1960年7月25日

患儿近日来体温已下降至正常，但身体仍较软弱，精神也萎靡，食欲已恢复，大小便正常。体检，心肺（-），如数日内病情稳定即可出院。于7月27日治愈出院。

**编者按：**本案患儿5岁，系细菌性痢疾后期（病程已18天），虽经抗生素治疗，腹泻脓便已止，仍有发热、日晡较重；面色㿠白，形体消瘦，精神疲惫，烦躁呻吟，两眼直视，眼眶下陷，发黄干枯，皮肤干燥，肌肉松弛，胸部呈鸡胸，纳呆腹软，口渴思饮，唇干燥裂，有口疮，大便秘结，小溲发黄，两下肢有轻微水肿，舌质淡尖绛，苔黄腐，脉弦细小数。路师分析："体质素弱，脾胃失调"。缘于患儿长期营养不良，素病疳积，脾胃失调，气血亏虚，肾精不足，又感染痢疾，虽经抗生素治疗，邪势渐缓，但病久气阴重伤，脾虚不运，余热稽留，阴虚内热，心肾不交。其面色㿠白，形体消瘦、鸡胸，精神疲惫，眼眶下陷，发黄干枯，皮肤干燥，肌肉松弛，下肢水肿，舌质淡，脉细小，为脾虚气弱、精血亏乏、形神失充、水湿不运之征；余热留恋、阴虚肠燥，故纳呆腹软，大便秘结，苔黄腐；热入厥少阴分、阴虚生风，故烦躁呻吟，两眼直视，口渴思饮，唇干燥裂，口疮，小溲发黄，舌尖绛，脉弦细小数，为气阴不足之征。路师治以益气养阴、调理脾胃、清营导赤，仿补中益气汤、四物汤、生脉饮、清心莲子饮、导赤散意化裁。方中以生黄芪、党参、白术健脾益气；麦冬、石斛、生地、白芍、当归，滋阴补血、清心凉营；地骨皮甘寒清润，善清阴分虚热，木通、甘草清心导赤，共奏清补兼施、气阴兼顾、多脏腑同调之效。服药2剂，体温降至正常，食欲恢复，二便正常，调治5天痊愈出院。

# 新生儿皮硬化症案二例

案一：刘某，男，年龄：13天，住院病历号：12233。

## （一诊）1960年5月6日

西医病历摘录：1960年5月3日，患儿生后无体温，近1周来两下肢和腹部以下皮肤发硬，昨日体温高至38℃左右，精神差，不能吃奶。查体：精神差，面潮红，心音钝，呼吸音粗糙，叩诊（-），肝脾（-），两下肢和臀部以下皮肤发硬。诊断：新生儿硬皮病。治疗：保温，注射可的松。

中医脉案：患儿面部潮红、微带杏黄色，肢体皮肤发硬，色紫黯，呼吸急促，胃纳无多，不能吮乳，睡眠不安，舌质紫黯，指纹青紫，此属气滞血瘀，不能荣于肌肤和四肢之故。

治法：益气活血。

处方：宗王清任补阳还五汤加减。盖气为血之帅，气行则血行，气行血行则四肢百骸得以濡润而自愈矣。

党参5分，生耆（黄芪）1钱，桂枝6分，当归2钱，酒（白）芍1钱，地龙8分，红花5分，丝瓜络1钱半，（大）腹皮1钱；2剂，水煎服，日1剂，少量频服。

## （二诊）1960年5月9日

患儿胃纳增加，睡眠平安，面部、腹部皮肤肌肉已松软，但两大腿内侧尚硬，唯较以前的皮硬面积大大缩小，仍宗前方去地龙，加牛膝1钱，照服1剂。

5月10日两下肢及臀部硬度已消失，家属自动要求而出院。

案二：宋某，女，年龄：15天，住院病历号：12338。

（一诊）西医病历摘录：患儿近4日来腹泻频仍，日4~5次，并伴有恶心呕吐，有Ⅱ度脱水，眼胞下陷，皮肤松弛而硬，口干，吸深而长。体检：瞳孔等大，对光反射迟钝，咽内有溃疡和裂痕，心音钝而速，心率160次/分，有Ⅱ度脱水，囟门及眼胞下陷，皮肤松弛而硬。诊断：新生儿硬化症，合并肺炎。治疗：保温，注射可的松。

中医脉案：患儿形体瘦削，先天不足，腹部胀大，青筋暴露，作泻便黏、完谷不化，昏睡无神，呼吸急促而低微，咳喘气逆，肢体皮肤肌肉发硬，面色青紫，肤色紫黯，指纹淡青，病情危重，救治不易。

治法：益气理脾和胃。

处方：宗四君（子汤）合二陈汤加减。

人参先煎5分，白术炒1钱半，云（茯）苓2钱，清（半）夏8分，陈皮1钱，玉竹1钱，神曲2钱，炙（甘）草；2剂，水煎服。

外用艾灸法：灸中脘、足三里，温和灸各20分钟，日2次。

灸后腹胀减轻，喘逆亦减。至5月27日硬皮症、肺炎均痊愈而令其出院。

**编者按：**新生儿皮脂硬化症，亦称新生儿硬肿症，常见于早产儿或虚弱婴儿、产后第1~2周，多发生于寒冷季节，由于寒冷、或其他因素如感染等引起，常合并肺炎、多器官损害等，本病预后严重，病死率较高。路师认为，本病发病一是先天禀赋不足，新生儿极度虚弱；二是阳气衰微、气血不荣于四肢百骸和肌肤；三是脾虚肝旺、气滞血瘀；四是受风寒邪气外袭。其治疗以益气养血、通阳活血，温阳理脾、疏肝和血为法。

病案一患儿产后13天，出生后无体温，下肢及腹部皮肤发硬1周，中度发热1天，面部潮红、微带杏黄色，肢体皮肤发硬紫黯，呼吸急促，不能吮乳，睡眠不安，舌质紫黯，指纹青紫。系中阳不足，气血亏虚，气滞血瘀，不能荣于肌肤和四肢，并有郁滞化热之势。路师治以益气活血、行气通络，选用补阳还五汤、黄芪桂枝五物汤化裁。方中以党参、黄芪、桂枝益气通阳，当归、白芍养血和营，当归、红花、地龙、丝瓜络养血活血、清热通络，佐大腹皮行气宽中、祛湿消肿。服药2剂后胃纳增加，睡眠平安，面部、腹部皮肤肌肉已松软，两大腿内侧尚硬，继上方去地龙、改牛膝，加强补益肝肾、活血通经、引药下行，共治疗7天痊愈出院。

病案二患儿产后15天，腹泻4天，作泻便黏、完谷不化，伴恶心呕吐，皮肤松弛而硬，面色青紫，肤色紫黯，形体瘦削，眼胞下陷，Ⅱ度脱水，昏睡无神，呼吸急促而低微，心动过速，腹部胀大，青筋暴露，指纹淡青。系患儿先天不足，又因脾胃不和、脾阳不升、土虚木乘，泻甚伤阴，气血津亏，无以荣养肌肤百骸。治以益气理脾、和胃养阴，方选六君子汤加玉竹、神曲。方中以六君子汤益气理脾、和胃止泻；神曲消食化积、健脾和胃；玉竹甘平，滋养胃阴、润肺养心。另外，配合艾灸中脘、足三里，每日2次，以温运脾阳、升清降浊，故而灸后腹胀减轻，喘逆亦减。经药灸等联用，数日后硬皮症、肺炎皆痊愈出院。

# 附　病案日记手迹图片

# 一、外科病案

## 大面积烧伤案一

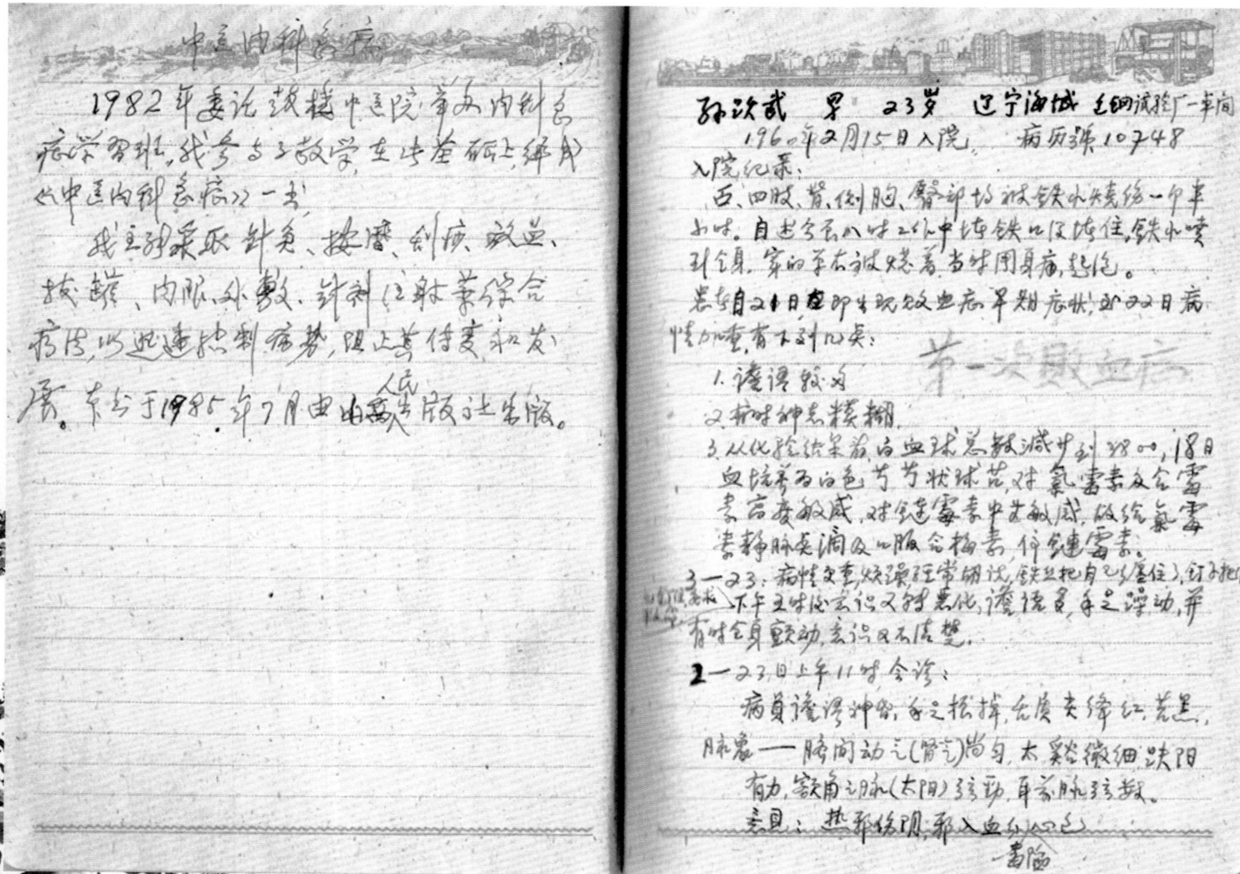

中医内科急症

1982年应邀赴抚顺中医院举办内科急症学习班，我参与了教学，在此基础上编成《中医内科急症》一书。

我主张采取针灸、按摩、刮痧、放血、拔罐、内服、外敷、针剂注射等综合疗法，以迅速控制病势，阻止其传变和发展。本书于1985年7月由人民出版社出版。

孙政武 男 23岁 辽宁海城 [illegible]一车间

196[illegible]年2月15日入院 病历号10748

入院记录：

面、四肢、背、侧胸、臀部均被铁水烧伤一个半小时。自述今日八时工作中[illegible]铁水[illegible]，铁水喷到全身，穿的衣服被烧着，当时周身痛，[illegible]。

患者自21日起即出现败血症早期症状，于22日病情加重，有下列几点：

1. 谵语躁动

2. 神志模糊

3. 从化验结果看白血球总数减少到3800，18日血培养为白色葡萄状球菌，对氯霉素及金霉素高度敏感，对链霉素中度敏感，故给氯霉素静脉点滴及口服合霉素、链霉素。

第一次败血症

2—23，病情变重，[illegible]

下午[illegible]又[illegible]，谵语多，手足躁动，并有时全身颤动，意识已不清楚。

2—23日上午11时会诊：

病员谵语神昏，手足抽搐，舌质[illegible]绛红，苔黑，

脉象——[illegible]

有力，[illegible]弦[illegible]，[illegible]脉弦数。

意见：热邪伤阴，邪入血分[illegible]

[illegible]

（孙某，男，23岁）

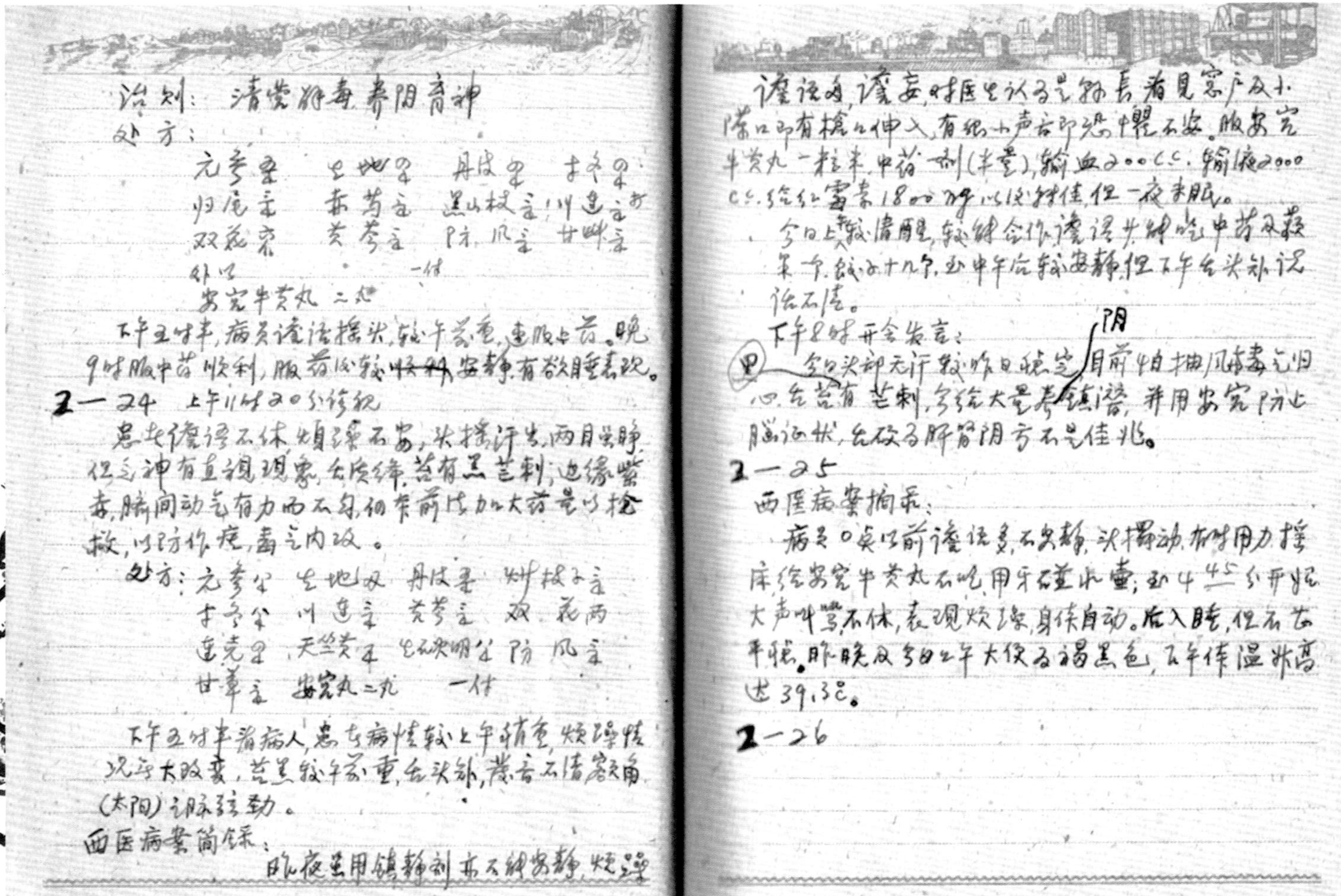
治则：清营解毒 养阴育神
处方：
元参五钱 生地四钱 丹皮三钱 麦冬四钱
归尾三钱 赤芍三钱 山栀三钱 川连二钱
双花六钱 黄芩三钱 防风三钱 甘草三钱
外以 一付
安宫牛黄丸 二丸
下午五时半，病员谵语撮空，较午前为重，速服上药。晚9时服中药顺利，服药后较安静，有欲睡表现。
2—24 上午11时20分诊视
患者谵语不休，烦躁不安，头摇汗出，两目昏睁，但无神，有直视现象，舌质绛，苔有黑芒刺，边缘紫暗，脐间动气有力而不匀，仍宗前法加大药量以抢救，以防作痉，毒气内攻。
处方：元参八钱 生地八钱 丹皮三钱 炒栀子三钱
麦冬八钱 川连三钱 黄芩三钱 双花两
连翘五钱 天竺黄三钱 石决明八钱 防风三钱
甘草三钱 安宫丸二丸 一付
下午五时半看病人，患者病情较上午稍重，烦躁情况尚未改变，舌黑较午前为重，舌头部，舌苔不清，容额角(太阳)动脉弦动。
西医病案简录：
昨夜曾用镇静剂亦不能安静，烦躁谵语多，谈妄，时医生认为是躁乱，看见窗户及小隙口即有枪从伸入，有很小声音即恐惧不安。服安宫牛黄丸一粒半，中药一剂(半量)，输血200c.c.，输液2000c.c.，给红霉素180mg以后稍佳，但一夜未眠。
今日上午较清醒，较能合作，谵语少，能吃中药及稀粥等。今日十九日，下午后较安静，但下午会头部记忆不清。
下午8时开会发言：
甲 今日头部无汗，较昨日稳定，阴目前仍有抽风，毒气归心，舌苔有芒刺，宜给大量养阴镇潜，并用安宫防止脑证状，舌改为肝肾阴亏不是佳兆。
2—25
西医病案摘录：
病员0点以前谵语多不安静，头摇动，有时用力捶床，给安宫牛黄丸不吃，用牙咬住小匙；至4时45分开始大声叫嚷不休，表现烦躁，身体自动。后入睡，但不安稳。昨晚及今日上午大便为褐黑色，下午体温升高达39.3℃。
2—26

2-26

西医病案摘录：今后开始神智清楚，能对话，语利，力也较好，安静嗜睡，有时呼痛，对治疗有信心。

上午11时会诊意见：舌苔由褐转黄无芒刺，神志清楚，今日转佳，改变用药方法，宜甘苦寒减量，以免伤胃。

中医病案：

上午11时来看病人，仍有呓语，时烦躁，手足抽动，但两眼已开，尚有神，能伸舌，舌质边缘仍绛少津，舌苔仍黄燥，但芒刺少平，微有湿润现象，寸关脉弦动，尺脉弦数，据云昨夜较安静，今日体温已降。营阴已亏，仍以上方加减，佐入镇潜之品。

元参[illegible]　生地[illegible]　寸冬[illegible]　丹皮[illegible]
赤芍[illegible]　双花[illegible]　连壳[illegible]　鳖甲[illegible]
青蒿[illegible]　川连[illegible]　防风[illegible]　生牡力[illegible]
天竺黄[illegible]　甘草[illegible]
[illegible]　羚羊角[illegible]　[illegible]　二付

2-27

西医病历摘录：

患者今日一般状况尚平稳，T 38℃（最高），神智清楚，多言语，但睡熟后不时有肌肉振颤出现，仍不太合作。

中医脉案：

上午11时来看病人。患者神智已清，能合作伸舌，寸关（太阳）之脉弦数，尺脉仍弦而数，足太阳脉沉弦，太溪脉沉细，舌苔边缘转赤，舌苔仍黄，少有湿润，但头汗出，胸膈亦汗出，为阴液不足，卫气不固之象，应防虚脱，昨日药尚有一付，今日服后，明日再议。

2-28

西医病历摘录：

患者于浸浴及处理创面后较安静，数小便而未排出，能闭目安静，但呼吸较速。夜间睡眠佳，但入睡中仍不时有手足颤动及摇头现象。

中医脉案：

上午9时半来看病人，呈熟睡状态，呼之睁眼伸舌后，旋即睡去，汗出止，舌质逐渐转红润，黄苔已剥已逐渐缩小，寸关（太阳）尺部脉弦数，右手脉弦数尺长，但足厥阴、足少阴之脉细弱，说明肝肾尚虚，且胃纳不多，拟转入清热养阴，益气和胃法。

西洋参[illegible]　生地[illegible]　杭冬[illegible]　元参[illegible]　玉竹[illegible]
当归[illegible]　赤芍[illegible]　丹皮[illegible]　青蒿[illegible]　鳖甲[illegible]

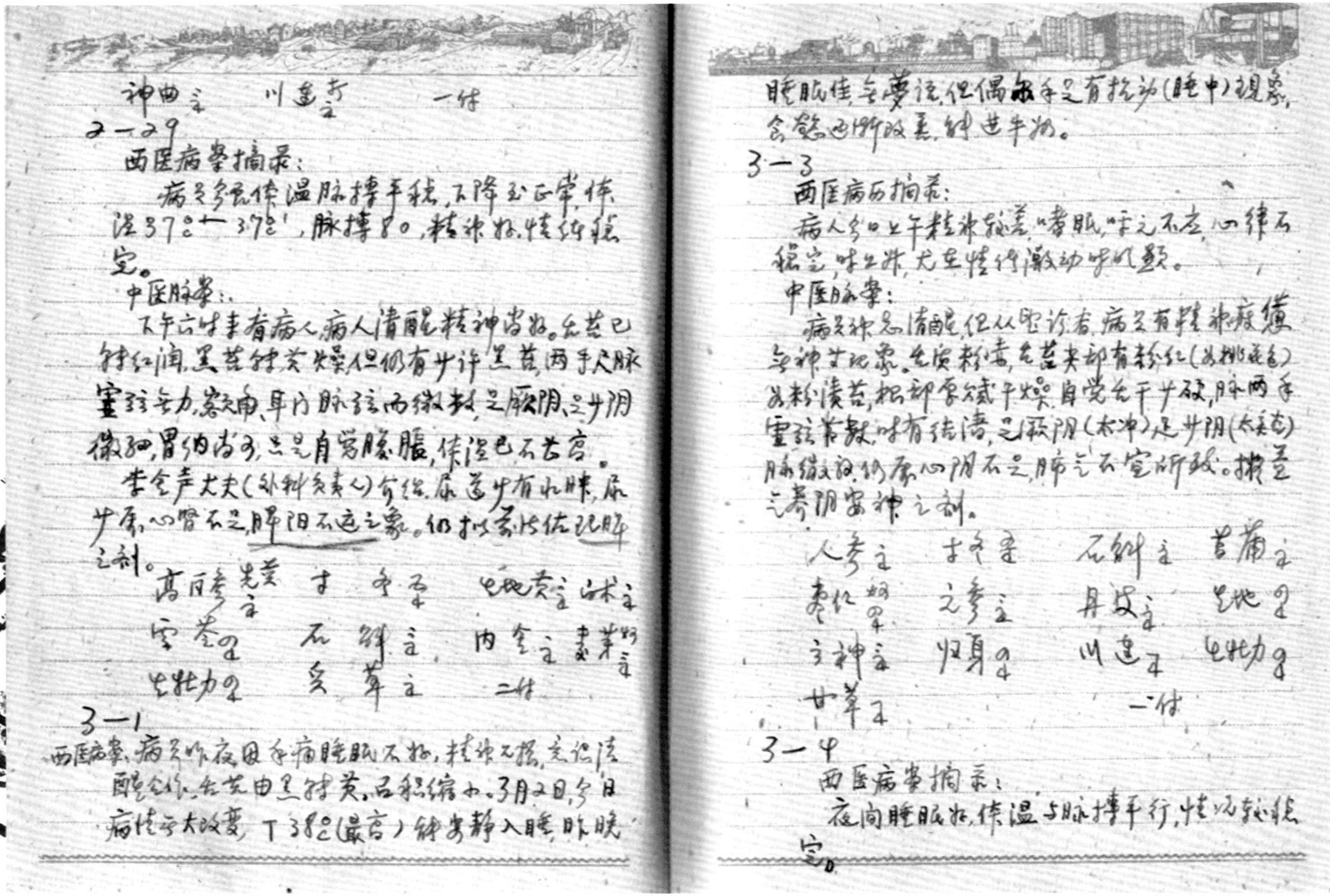

神曲三　川连三　一付

2-29

西医病案摘录：

病者每天体温脉搏平稳，下降至正常体温37°—37.2°，脉搏80，精神好，情绪稳定。

中医脉案：

下午六时来看病人，病人清醒，精神尚好。舌苔已转红润，黑苔转黄燥，但仍有少许黑苔，两手尺脉虚弦无力，寸关、尺内脉弦而微数，足厥阴、足少阴微细，胃纳尚可，只是自觉腹胀，体温已不甚高。

李含芳大夫（外科负责人）会诊，尿道少有小肿，尿少，心肾不足，脾阳不运之象。仍拟前方佐以健脾之剂。

高丽参（先煎）三　寸冬三　生地炭三　白术三

云苓四　石斛三　内金三　麦芽（炒）三

生牡蛎四　炙草三　二付

3-1

西医病案，病者昨夜因牙痛睡眠不好，精神不振，食欲差，面色红，舌苔由黑转黄，舌根缩小。3月2日，今日病情无大改变，T 38°（最高）能安静入睡，昨晚睡眠佳，无梦话，但偶有手足有抽动（睡中）现象，含糊地所改善，饮食半碗。

3-3

西医病历摘录：

病人今日上午精神较差，嗜眠，呼之不应，心律不稳定，呼吸快，尤其情绪激动时呼吸数。

中医脉案：

病者神志清醒，但从望诊看，病者有精神疲倦、无神之现象。舌质粉嫩，舌苔尖部有粉红（如桃花色）如粉渍苔，根部黄燥干燥，自觉舌干少液，脉两手虚弦带数，时有结滞，足厥阴（太冲）足少阴（太溪）脉微弱，仍属心阴不足，肺气不宣所致。拟益气养阴安神之剂。

人参三　寸冬三　石斛三　菖蒲三

枣仁（炒）四　元参三　丹皮三　生地四

茯神三　归身四　川连一　生牡蛎四

甘草一　一付

3-4

西医病案摘录：

夜间睡眠好，体温与脉搏平行，情况较稳定。

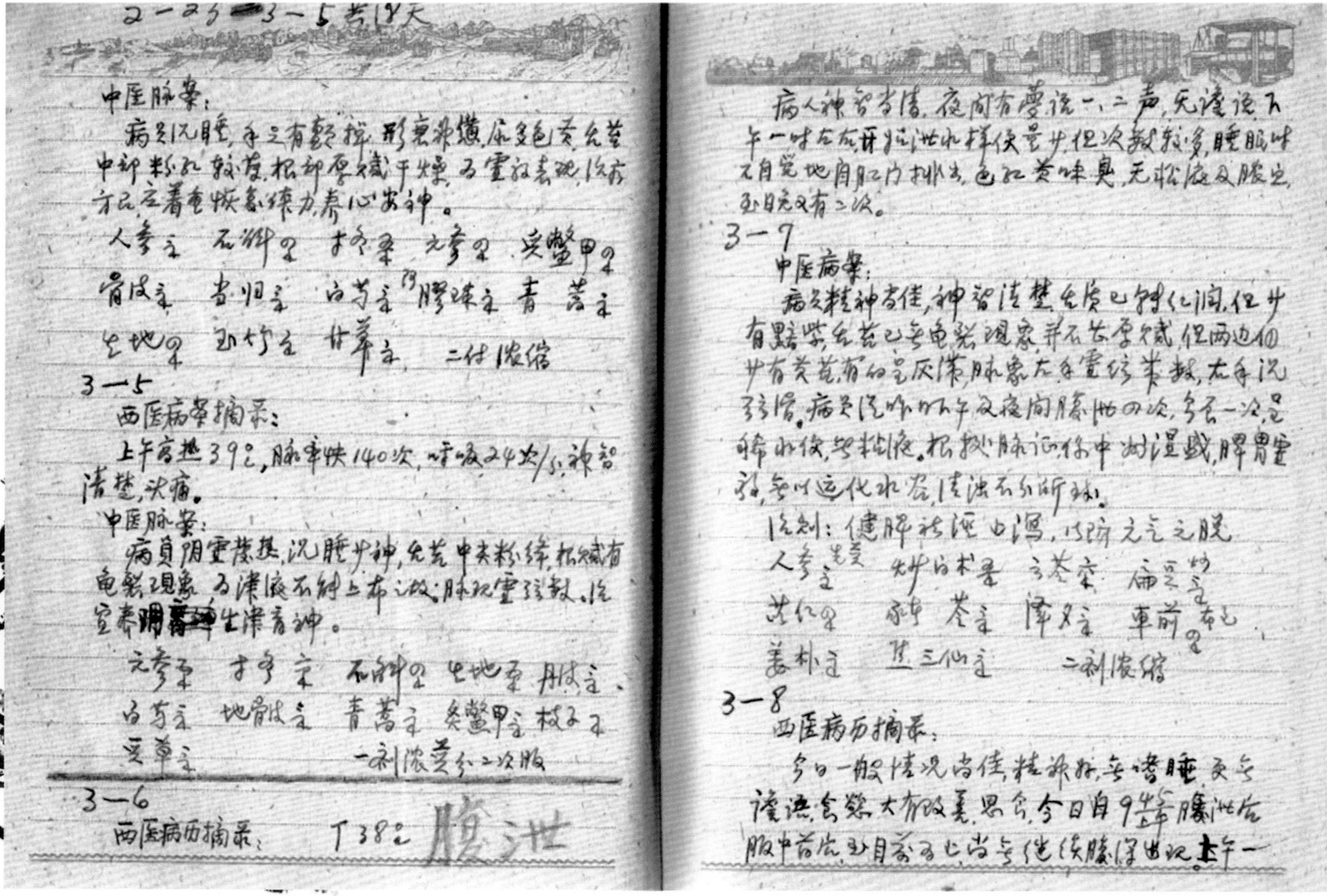

2—23—3—5 共14天

中医脉案：

病员沉睡，手足有轻微抽搐，形容憔悴，唇色色红，舌苔中部剥脱较厚，根部厚腻干燥，脉虚弦数，治方以宜着重恢复津液，养心安神。

人参三 石斛四 麦冬三 玄参四 炙鳖甲四

骨皮三 当归三 白芍三 阿胶珠三 青蒿三

生地四 玉竹三 甘草三 二付浓缩

3—5

西医病案摘录：

上午高热39℃，脉率快140次，呼吸24次/分，神智清楚，头痛。

中医脉案：

病员阴虚发热，沉睡少神，舌苔中央剥脱，根腻有龟裂现象，为津液不能上布之故，脉现虚弦数，治宜养阴生津育神。

玄参四 麦冬三 石斛四 生地四 丹皮三

白芍三 地骨皮三 青蒿三 炙鳖甲三 栀子三

炙草三 一剂浓煎分二次服

3—6

西医病历摘录： T38℃ 腹泻

病人神智尚清，夜间有梦话一、二声，无谵语，下午一时左右开始泄水样便量少，但次数较多，腹胀时不自觉地自肛门排出，色红黄味臭，无脓液及腹痛，至目前又有二次。

3—7

中医病案：

病员精神尚佳，神智清楚，舌质已转红润，但少有點紫，舌苔已无龟裂现象，并不太厚腻，但两边仍少有黄苔，中间呈灰滞，脉象左手虚弦数，右手沉弦滑。病员从昨日下午及夜间腹泄四次，今晨一次，呈稀水状，无脓液。根据脉证系中焦湿盛，脾胃虚弱，无以运化水谷，清浊不分所致。

治则：健脾利湿止泻，以济元气之脱。

人参(生晒)三 炒白术三 云苓四 扁豆(炒)三

苡仁四 石斛 苍术三 泽泻三 车前四(布包)

姜朴三 焦三仙三 二剂浓缩

3—8

西医病历摘录：

今日一般情况尚佳，精神好，无嗜睡及谵语，食欲大有改善，思食，今日自9点半腹泄，总服中药后至目前为止尚无继续腹泻出现。上午一时常翻身仰卧有胃痛，左翻身后没有。又有稀便二次，量少，色黑泥状，小便时即稀稀少少量大便。继服中药一次。下午至晚间未排便。

中医脉案：

病员神志清晰，精神较昨日好些了，腹胀亦减，但有里急后重及胃脘微痛，脉象沉弦细数，舌苔仍黄根部黄腻，此时应以和胃止泻，佐入理气和血之品，以防成痢。 二付

3—9、10日

西医病历摘要：

病员上午安静入睡，精神神智正常，夜间睡眠安静，食欲好。

3—11日

西医病历摘录：

上午体温脉搏呼吸均平稳，无食欲，小便正常，次完粑便。

中医脉案：

昨天邓来看病人，用西医洗澡未诊脉处方。据陈大夫述，腹泻早已停止。今天患者神志清楚，精神安静，舌质变红，但少有灰苔，舌苔尖薄白，中根部少黄腻，脉象缓弦无力。自述胃脘时有隐痛，腹内不适。现气血两虚，中州失运；宜防虚脱，以补气养血健脾胃之剂。

人参先煎三钱 生黄耆三钱 桔皮三钱 玉竹三钱 白术三钱

归身三钱 山药三钱 茯苓三钱 砂仁一钱（后下） 川连八分

广木香八分 炙草三钱 二付

3—12 第二次败血症

西医病历摘录：

病员自昨日上午自家推诊后，体温脉搏呼吸平稳，但自4日输血引起高热寒战，于7日血培养报告为金黄色葡萄球菌，连续至3月10日已证实为败血症。体温每日升降差1.5度左右，血色素下降，肝内霉颤萎凹，由于不能控制败血症，给大量抗菌素控制。王叔桢大夫用电话请示天津血研所邓主任指示如下：

1. 继续浸洗，找病灶，引流病灶

2. 用中药珍珠粉、牛黄、半黄丹封，分六次服，如无证情可以加大一钱。

3. 用石炭胺苷。

下午二时，本院会诊举行伤组会议：

败血症诊断：

1. 血培养——输血的血培养、采血瓶，均为金黄色

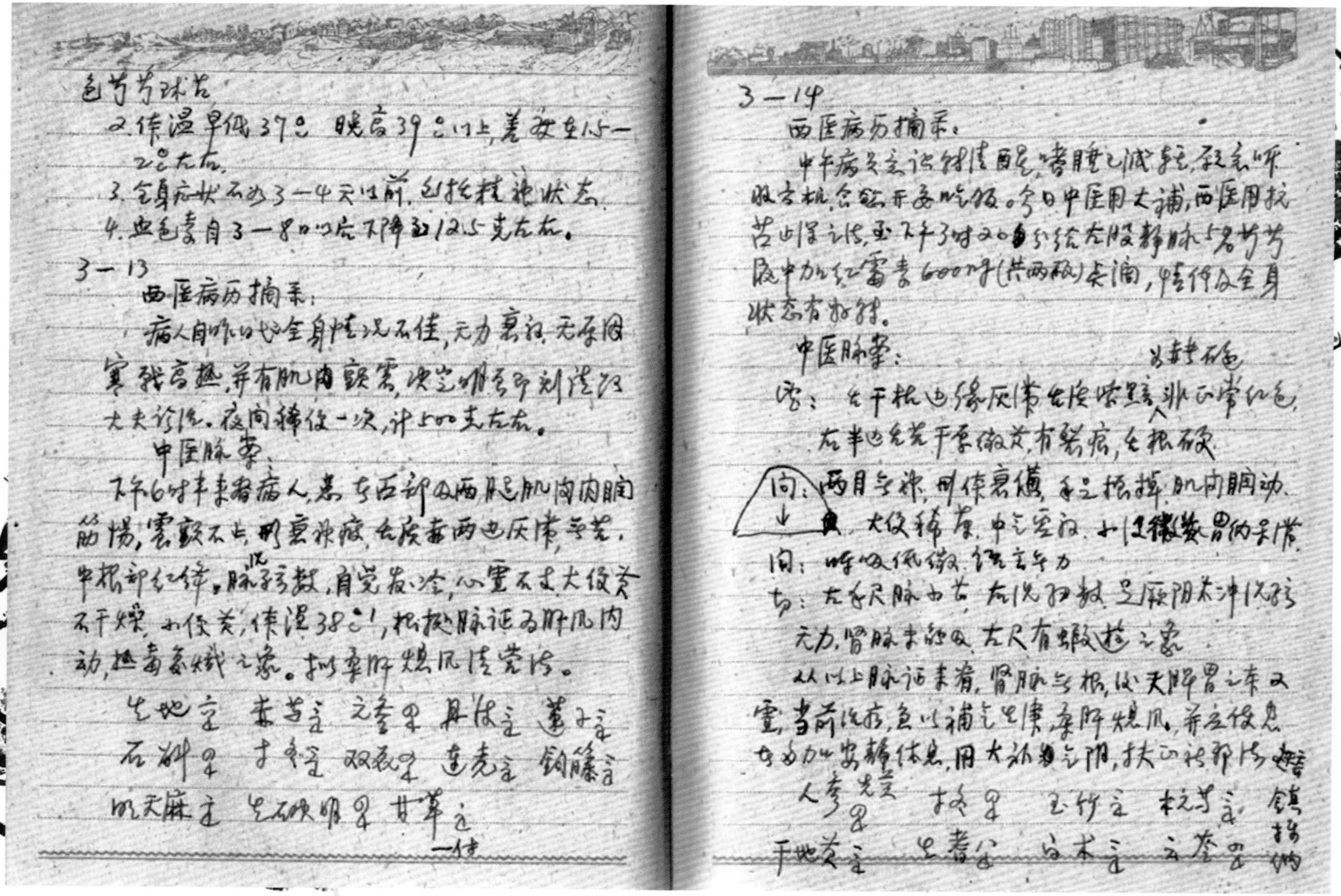
包括节球菌
2. 体温早低37℃，晚高39℃以上，差数在1.5—2℃左右。
3. 全身症状不如3—4天以前，包括精神状态。
4. 血色素自3—8日以后下降到12.5克左右。

3—13
西医病历摘录：
病人自昨日起全身情况不佳，无力衰弱，无原因寒战高热，并有肌肉颤震，决定邀请[illegible]大夫诊治。夜间输血一次，计500毫升左右。
中医脉案：
下午6时半来看病人，患者面部及两腿肌肉内瞤筋惕，震颤不止，形衰神疲，舌质暗而边灰滞无苔，中根部红绛，脉沉弦数，自觉发冷，心里不适，大便[illegible]不干燥，小便黄，体温38℃！，根据脉证为肝风内动，热毒炽盛之象。拟柔肝熄风清营法。
生地[illegible] 赤芍[illegible] 元参[illegible] 丹皮[illegible] 莲子心[illegible]
石斛[illegible] 寸冬[illegible] 双花[illegible] 连翘[illegible] 钩藤[illegible]
明天麻[illegible] 生石决明[illegible] 甘草[illegible]
一付

3—14
西医病历摘录。
中午病人会诊时情况尚可，嗜睡已减轻，能主诉，吸吮机会较开始时好。今日中医用大补，西医用抗菌素治疗，至下午3时20分给右股静脉5%葡萄糖中加红霉素600毫克（共两瓶）点滴，情绪及全身状态有好转。
中医脉案：
舌：舌干根边缘灰滞苔质紫黑[illegible]非正常红色，右半边舌尖干而微黄，有裂痕，舌根破。
问：两目无神，时流泪液，手足抽搐，肌肉瞤动，食欲大便稀薄，中气空虚，小便微黄胃纳呆滞。
闻：呼吸低微，语言无力
切：左寸尺脉细弱，右关弦数，足厥阴太冲脉弦无力，肾脉未绝，右尺有虾游之象。
以以上脉证来看，肾脉无根，以先天肾胃之本又虚，当前治疗，急以补气生津，柔肝熄风，并应使患者多加安静休息，用大补气阴，扶正祛邪法。
人参先煎[illegible] 枸杞[illegible] 玉竹[illegible] 杭芍[illegible] 镇肝熄风
干地黄[illegible] 生苍[illegible] 白术[illegible] 云苓[illegible]

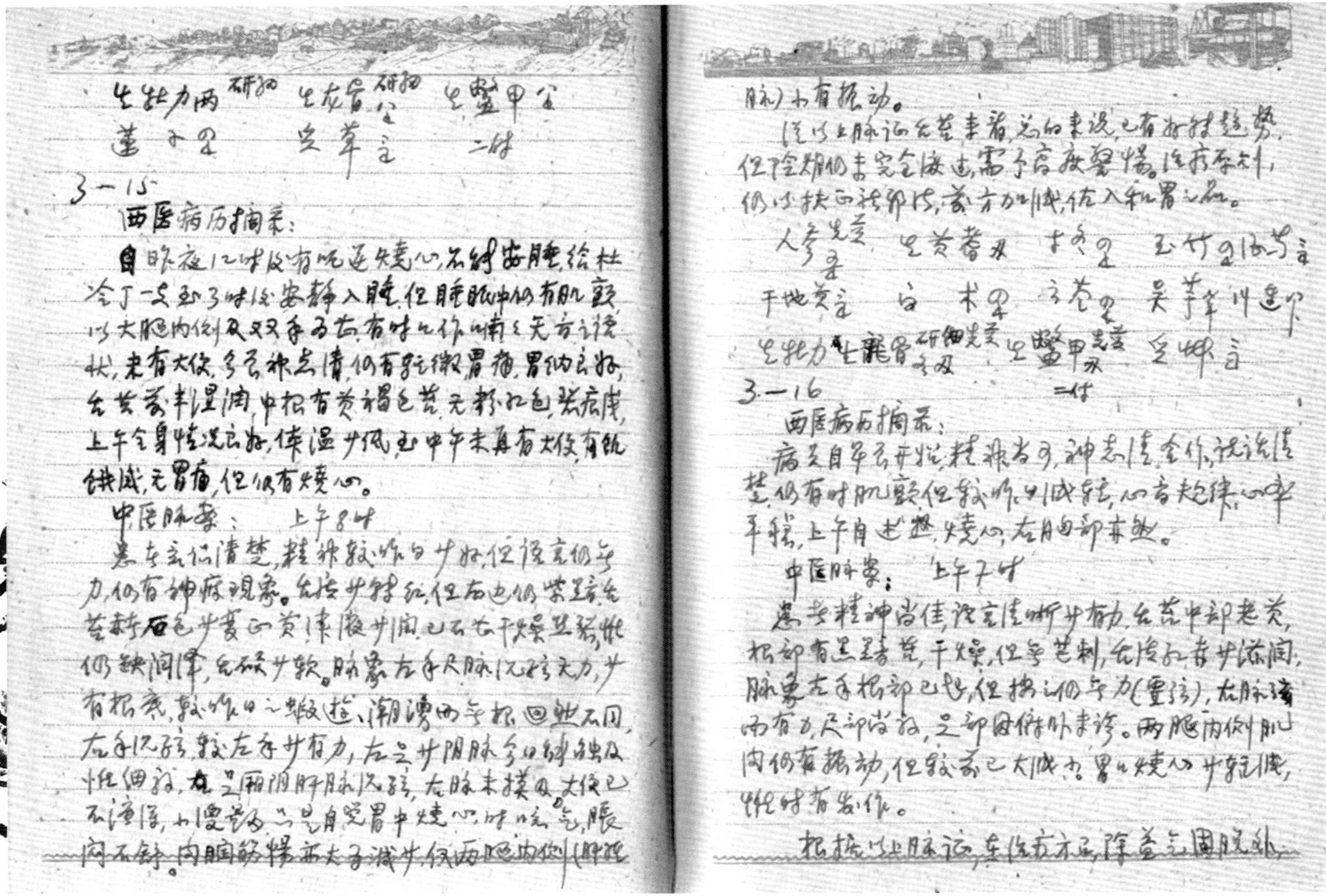

生牡蛎一两研细　生龙骨研细八钱　生鳖甲八钱
莲子四钱　炙甘草二钱　二付

3—15
西医病历摘录：
自昨夜12时后有呃逆烧心，不能安睡，给杜冷丁一支至3时后安静入睡，但睡眠中仍有肌颤，以大腿内侧及双手为甚，有时已作喃喃自语状，未有大便，多系神志清，仍有轻微胃痛，胃纳不好，舌苔前半湿润，中根有黄褐色苔，无新红色紫点，上午全身情况不好，体温升至中午未再有大便，有饥饿感，无胃痛，但仍有烧心。
中医脉案：　上午8时
患者言语清楚，精神较昨日少好，但语言仍无力，仍有神疲现象。舌质少转红，但右边仍紫黯，舌苔薄白色少裹而黄，津液少润，已不太干燥，其仍缺润泽，舌体少软。脉象左手尺脉沉弦无力，少有根底，较昨日之虾游、涌泉两无根，回然不同。右手沉弦，较左手少有力，右之少阴脉亦能细触及，但细弱，右之两关脉沉弦，右脉未摸及。大便已不滑泄，小便较多，只是自觉胃中烧心时呃气，腹胀闷不舒。肌腱痉挛亦大为减少，仅两腿内侧肌

脉亦有振动。
从以上脉证来看，总的来说已有好转趋势，但阴阳仍未完全接通，需予密切观察。治疗原则，仍以扶正祛邪为主，前方加减，佐入和胃之品。
人参三钱先煎　生黄芪一两　麦冬四钱　玉竹五钱
干地黄三钱　白术四钱　云苓四钱　吴茱萸川连
生牡蛎一两　生龙骨研细先煎一两　生鳖甲先煎一两　生姜三片
二付
3—16
西医病历摘录：
病人自早晨开始，精神尚可，神志清楚，谈话清楚，仍有时肌颤，但较昨日少减轻，心音较律，心率平稳，上午有些烧心，右胸部亦然。
中医脉案：　上午7时
患者精神尚佳，语言清晰，少有力，舌质中部老黄，根部有黑黯苔，干燥，但无芒刺，舌体尚少滋润。脉象左手根部已起，但按之仍无力（重弦），右脉弦而有力，尺部尚弱，足部仍然外走凉。两腿内侧肌肉仍有振动，但较前已大减少，胃中烧心少轻微，时时有发作。
根据以上脉证，余症有不足，除益气固脱外，

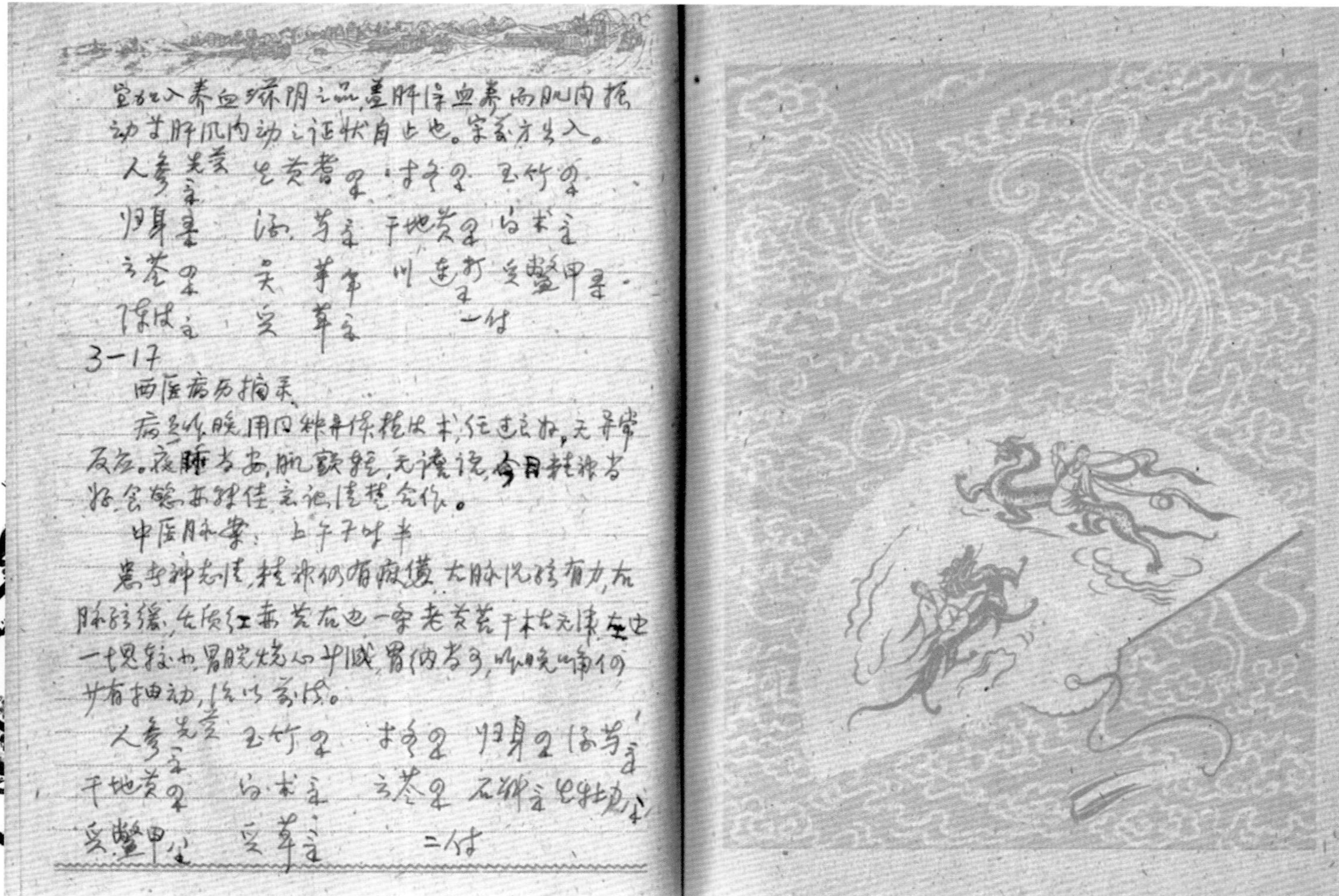

宜加入养血滋阴之品，盖肝得血养而肌肉振动等肝风内动之证状自止也。宗前方出入。

人参（先煎） 生黄耆 寸冬 玉竹

归身 流芍 干地黄 白术

云苓 炙甘草 川续断 炙鳖甲

陈皮 炙草 一付

3-17

西医病历摘录

病人服用内科并保肝治疗，经过良好，无异常反应。夜睡尚安，肌颤轻，无谵语，今日精神尚好，食欲亦较佳，言语清楚合作。

中医脉案：上午十时半

患者神志清，精神仍稍疲倦，右脉沉弦有力，左脉弦缓，舌质红赤，苔右边一条老黄苔，干而无津，左边一块较薄，胃脘烧心已减，胃纳尚可，昨晚四肢仍有抽动，依以前法。

人参（先煎） 玉竹 寸冬 归身 杭芍

干地黄 白术 云苓 石斛 生牡蛎

炙鳖甲 炙草 二付

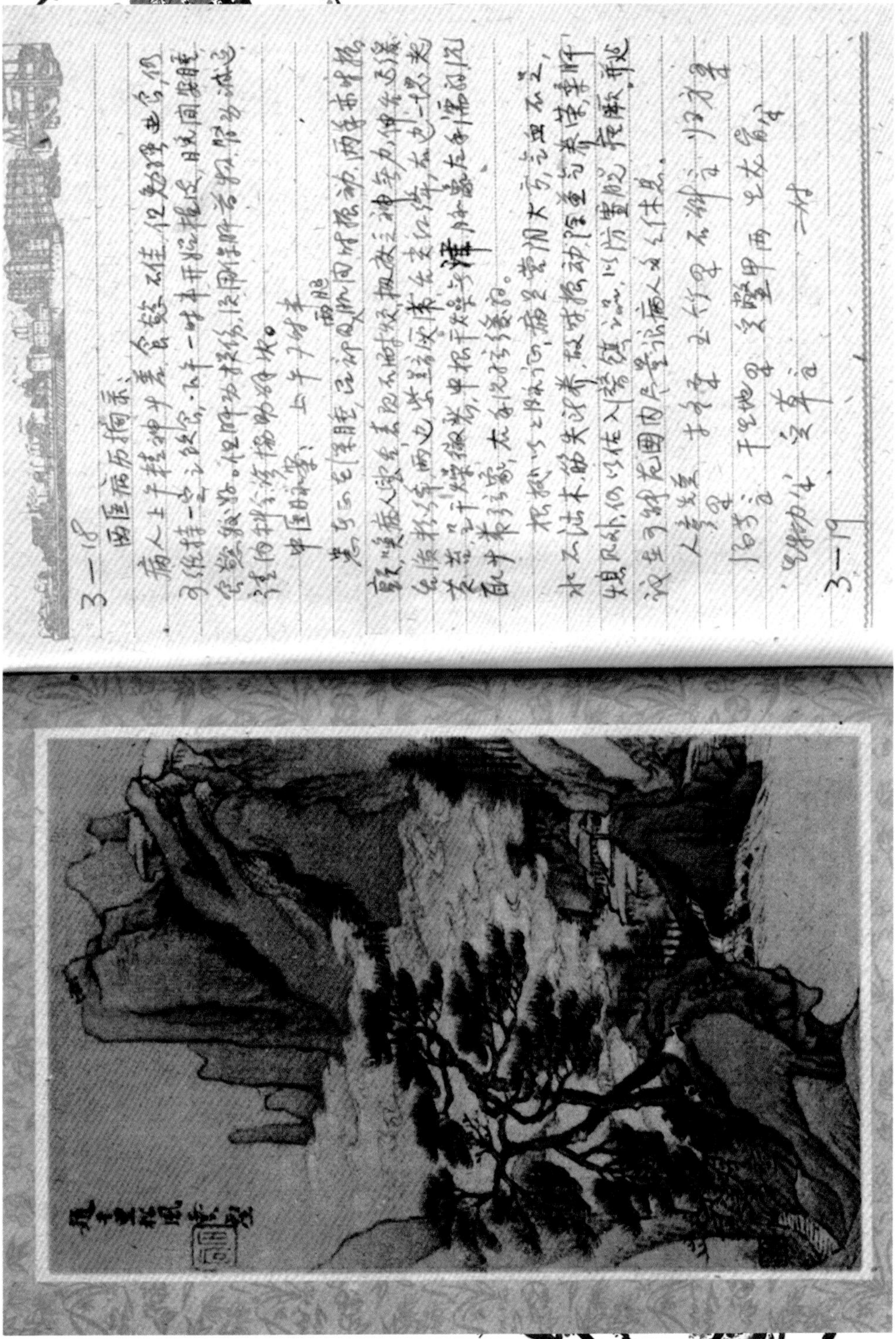

3—18
西医病历摘录：
病人上午精神好，饮食欲不佳，但勉强进食，仍可维持一定之饮食。下午一时半开始抽搐，晚间安睡，食欲较好。但肝功损伤，须用保肝药物，肾功减退，请内科会诊协助解决。
中医脉案：上午7时半
患者口唇紫绀，足部及两腿肌肉时振动，两手亦时抽搐，嗅病人家属表现不耐烦，极度之神气乏力，伸舌迟缓，舌质粉绛，两边紫暗，底部舌质红绛，左边一块老苔，苔呈干燥微黄，中根干燥乏津，脉象左手濡弱，沉取少带弦象，右手沉弦缓弱。
根据以上脉证，病是营阴大亏，气血不足，水不涵木，筋失所养，故时振动，除益气养营柔肝熄风外，仍以佐入潜镇之品，以防虚脱痉厥，并注意在可能范围内尽量让病人多休息。
人参先煎 生白芍 玉竹 石斛 归身
阿胶 干生地 炙鳖甲 生龙骨
炙甘草 二付
3—19

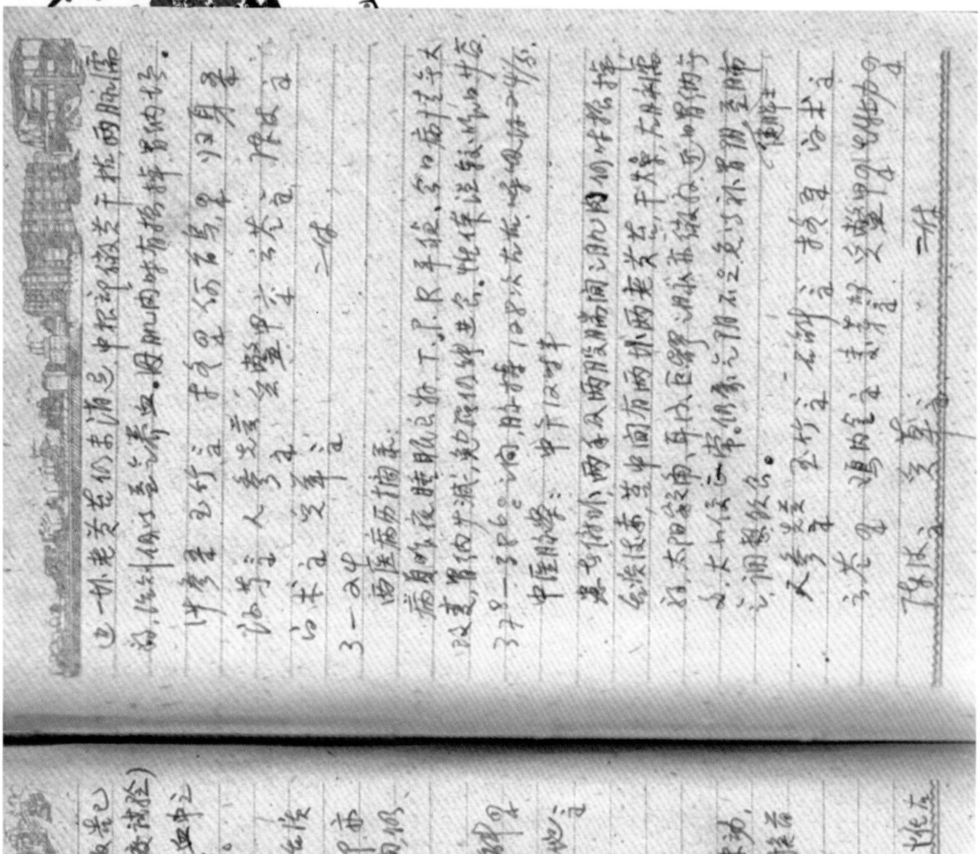
早8病员情况良好。今日N.P.N(非蛋白氮)较昨已下降，而肝功除T.T.T稍高(麝香草酚浊度试验)、C.C.F.T. T.F.T为(卅)外(脑磷脂胆固醇絮状试验)，血中之胆红质与尿胆元已恢复正常，肾功已基本正常。
中医脉案：　早7时半
病员仍无神，极疲倦，目不欲睁，舌质鲜红、微绛，左侧仍有一块老黄干枯苔，根部亦干枯，脉左手弦而有力，右沉弦，两手及两股间仍时搐搦，以前法治之。
人参(另煎)　甘枸杞　元参　玉竹　石斛　归身　白芍　炙鳖甲　陈皮　生地　甘草　一付
3—20
西医病历摘录：
病员通夜沉睡，因之搐搦抽动亦少静止，情况平稳，但昨夜体温突然升高至38.9，除此均在正常。今天情况良好，食欲亦佳。
中医脉案：　上午8时
患者神识清，仍显疲倦，舌质红已不绛，惟右
边一块老黄苔仍未消退，中根部微黄干枯，两脉濡弱，治以仍以益气养血。因肌肉时有搐搦，胃纳稍好。
沙参　玉竹　甘枸杞　何首乌　归身　杭芍　人参(另煎)　炙鳖甲　云苓　陈皮　白术　炙草　二付
3—24
西医病历摘录：
病员昨夜睡眠良好，T.P.R平稳，今日病情无大改变，胃纳少减，[illegible]进食，惟体温较昨略升高，37.8—38.6之间，脉搏128次左右，呼吸24/分。
中医脉案：　中午12时半
患者仍[illegible]，两手及两股膝间之肌肉仍时搐搦，舌质淡赤，苔中间有两块老黄苔，干燥，左脉濡弱，太阳穴痛，耳内巨響，[illegible]亦微弱，近日胃纳[illegible]，大小便正常。仍系气阴不足，急以补胃阴、[illegible]之调整饮食。
人参(另煎)　玉竹　石斛　枸杞　白术　云苓　鸡内金　麦芽　炙鳖甲　生牡蛎　陈皮　炙草　二付

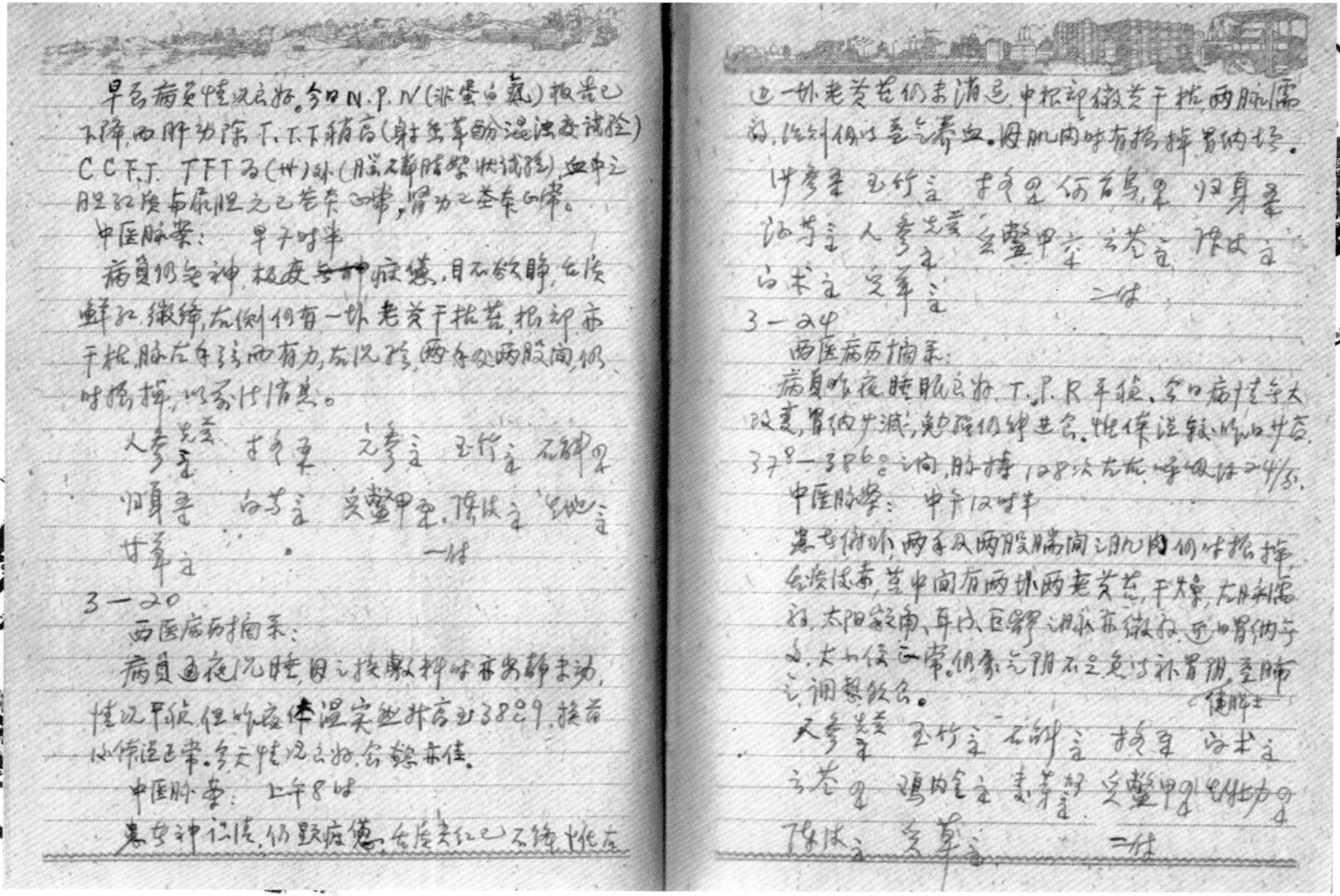

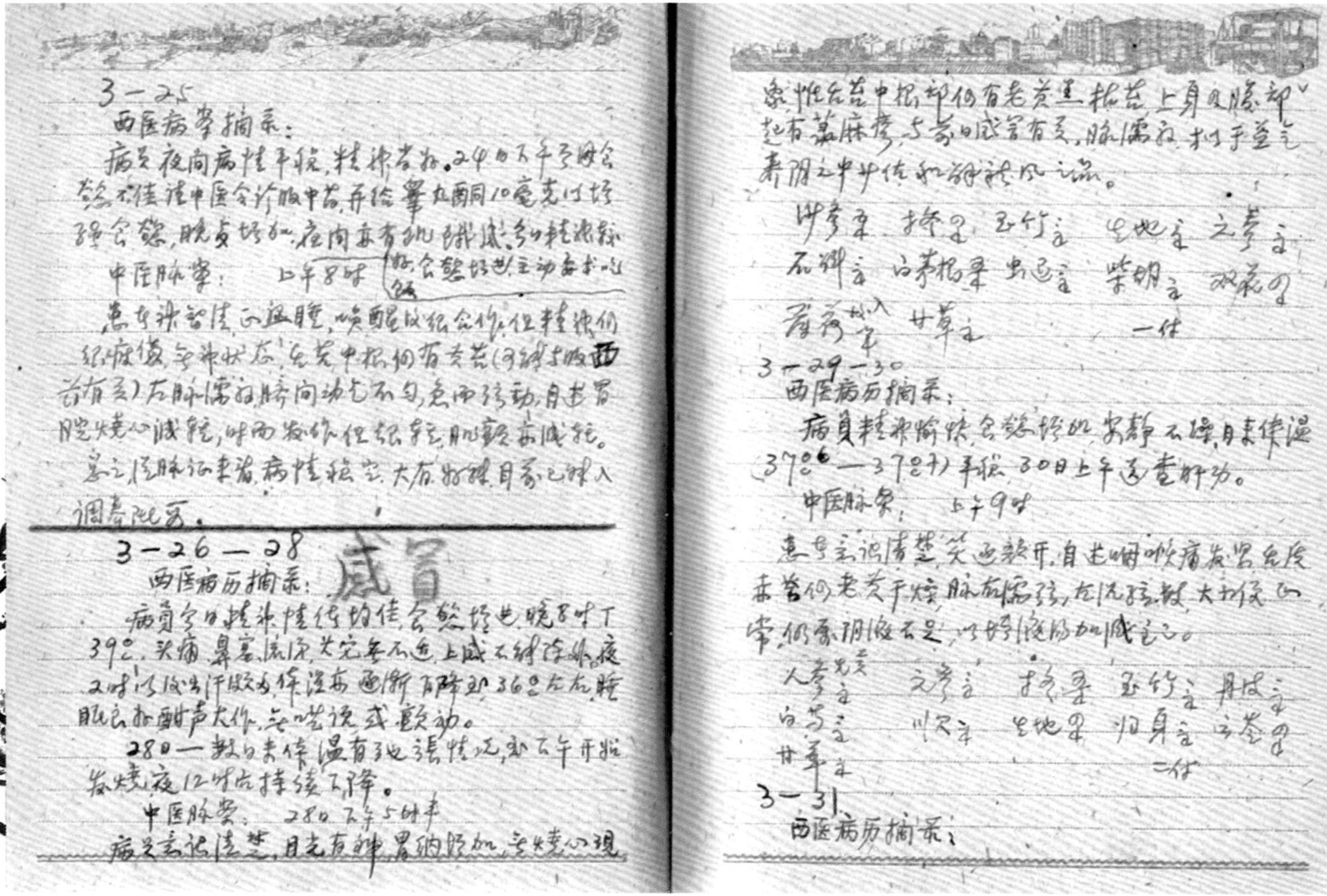
3-25

西医病案摘录：

病员夜间病情平稳，精神安好。24日下午[illegible]食欲不佳，经中医会诊服中药，并给[illegible]丸10毫克口服，[illegible]食欲，晚[illegible]好[illegible]。夜间[illegible]。

中医脉案： 上午8时 [illegible]食欲好些，主动要求吃饭

患者神智清[illegible]，[illegible]，[illegible]精神[illegible]。[illegible]中[illegible]有[illegible]（[illegible]西[illegible]）左脉[illegible]，[illegible]，[illegible]。

[illegible]病情稳定，大[illegible]，目前已[illegible]入调[illegible]。

3-26—28 感冒

西医病历摘录：

病员[illegible]精神[illegible]，食欲[illegible]，晚8时T 39℃，头痛，鼻塞，流涕，[illegible]上感[illegible]。夜2时[illegible]出汗[illegible]，体温[illegible]逐渐下降到36℃左右，睡眠[illegible]。

28日一[illegible]体温有[illegible]，[illegible]下午开始发烧，夜12时[illegible]持续下降。

中医脉案： 28日下午5时半

病员意识清楚，目光有神，胃纳[illegible]，[illegible]

[illegible]中[illegible]有[illegible]上[illegible]，起有[illegible]麻[illegible]，[illegible]。[illegible]，[illegible]。

沙参[illegible] [illegible] 玉竹[illegible] 生地[illegible] 元参[illegible]
石斛[illegible] 白茅根[illegible] [illegible] 柴胡[illegible] [illegible]
[illegible] 甘草[illegible] 一付

3-29-30

西医病历摘录：

病员精神愉快，食欲[illegible]，安静不[illegible]，目[illegible]体温（37℃—37.2℃）平稳，30日上午[illegible]。

中医脉案： 上午9时

患者意识清楚，[illegible]，自述咽喉痛[illegible]，脉[illegible]，[illegible]，[illegible]。

人参[illegible] 元参[illegible] [illegible] 玉竹[illegible] [illegible]
白芍[illegible] 川[illegible] 生地[illegible] 归身[illegible] [illegible]
甘草[illegible] 二付

3-31

西医病历摘录：

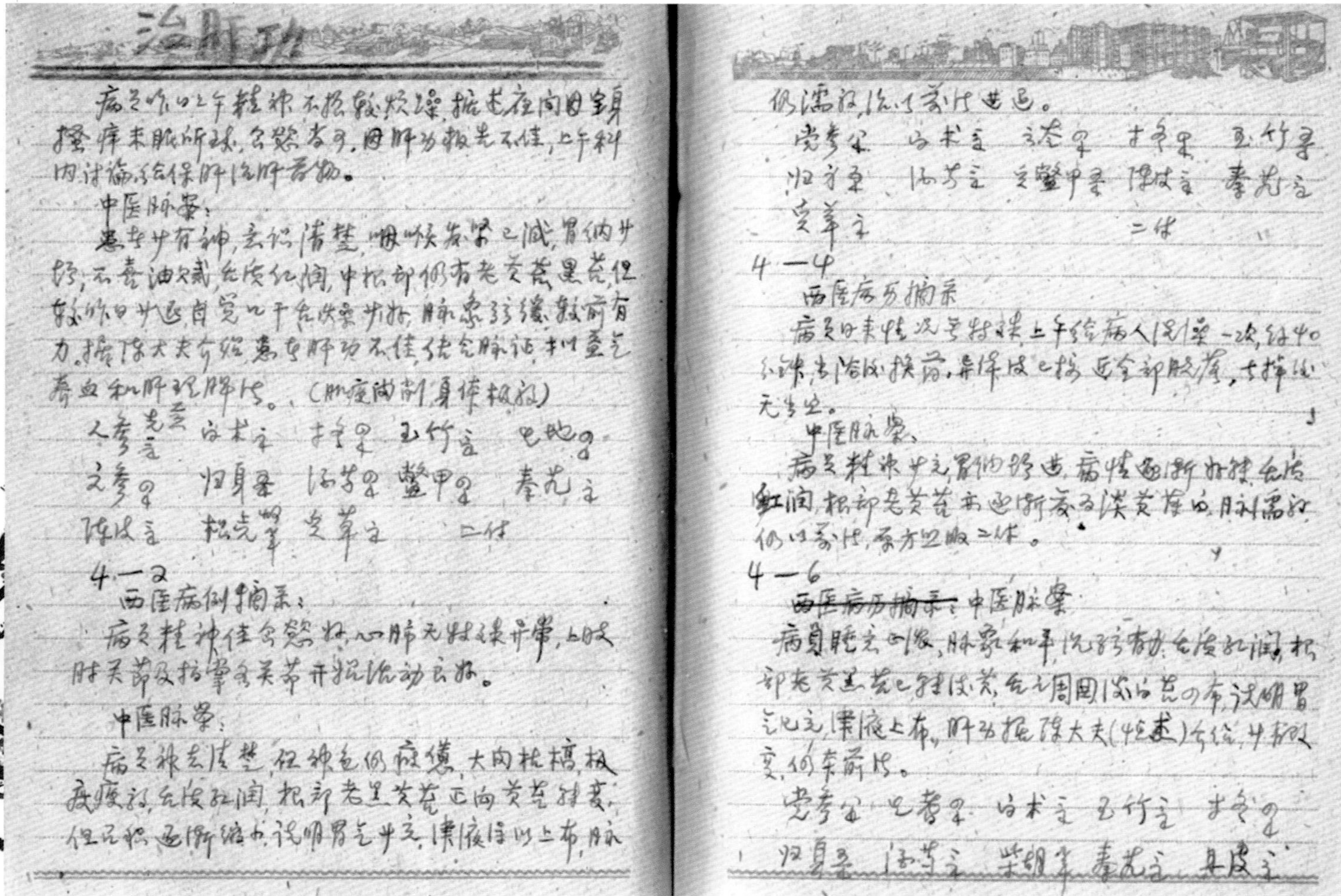
治肝功
病员昨日上午精神不振，较烦躁，据述夜间因全身搔痒未能好眠，食欲尚可，因肝功报告不佳，上午科内讨论给保肝治肝药物。
中医脉案：
患者少有神，表情清楚，咽喉发紧已减，胃纳少好，舌苔油腻，舌质红润，中根部仍有老黄苔黑苔但较昨日少，患自觉口干，食欲尚少好，脉象弦缓，较前有力，据陈大夫介绍，患者肝功不佳，结合脉证，拟益气养血和肝理脾法。（肝癌病例，身体极弱）
人参先煎三钱 白术三钱 寸冬四钱 玉竹三钱 生地四钱
玄参四钱 归身三钱 白芍四钱 鳖甲四钱 秦艽三钱
陈皮三钱 枳壳四钱 甘草三钱 二付
4—2
西医病例摘录：
病员精神佳，食欲好，心肺无特殊异常，上肢肘关节及指掌关节开始活动良好。
中医脉案：
病员神志清楚，但神色仍疲倦，大肉枯槁，极度消瘦，舌质红润，根部老黑黄苔已向黄苔转变，但已较前逐渐减少，说明胃气少复，津液得以上布，脉
仍濡弱，治以前法进退。
党参四钱 白术三钱 云苓四钱 寸冬四钱 玉竹四钱
归身三钱 白芍三钱 炙鳖甲四钱 陈皮三钱 秦艽三钱
炙草三钱 二付
4—4
西医病历摘录
病员日来情况尚好，上午给病人沐浴一次，约40分钟，去除伤疤，并将皮已损坏全部脱落，大部份无出血。
中医脉案、
病员精神少之，胃纳好些，病情逐渐好转，舌质红润，根部老黄苔亦逐渐变为淡黄苔，脉濡弱，仍以前法，原方加减二付。
4—6
西医病历摘录：中医脉案
病员睡眠可以，脉象和平沉弦有力，舌质红润，根部老黄黑苔已转淡黄，舌之周围似白苔四布，说明胃气已复，津液上布，肝功据陈大夫（代述）介绍，少有改变，仍宗前法。
党参四钱 生黄芪四钱 白术三钱 玉竹三钱 寸冬四钱
归身三钱 白芍三钱 柴胡三钱 秦艽三钱 丹皮三钱

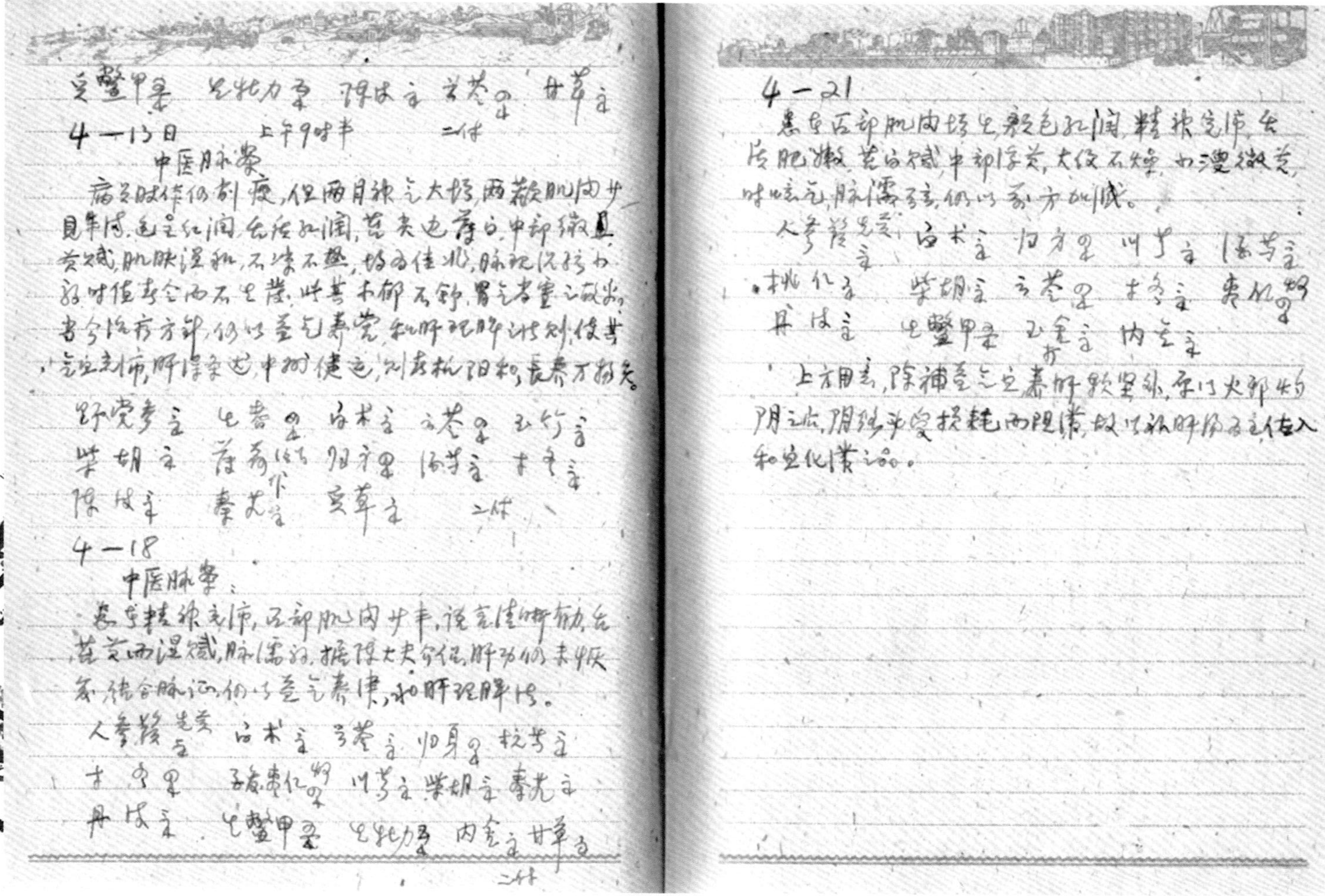
炙鳖甲 生牡蛎 陈皮 茯苓 甘草

4—13日 上午9时半 二付

中医脉案

痛经时作似剧疲，但两月以来已大好，两颧肌肉丰见丰满，面色红润，舌质红润，苔来也薄白，中部微黄，舌斌，肌肤温和，不冷不热，胃纳佳也，脉沉弦稍和，……

4—18

中医脉案：

……

人参须 白术 茯苓 当归 杭芍

4—21

……

人参须 白术 归身 川芎 杭芍

桃仁 柴胡 茯苓 木香 枣仁

丹皮 生鳖甲 玉金 内金

大面积烧伤案二

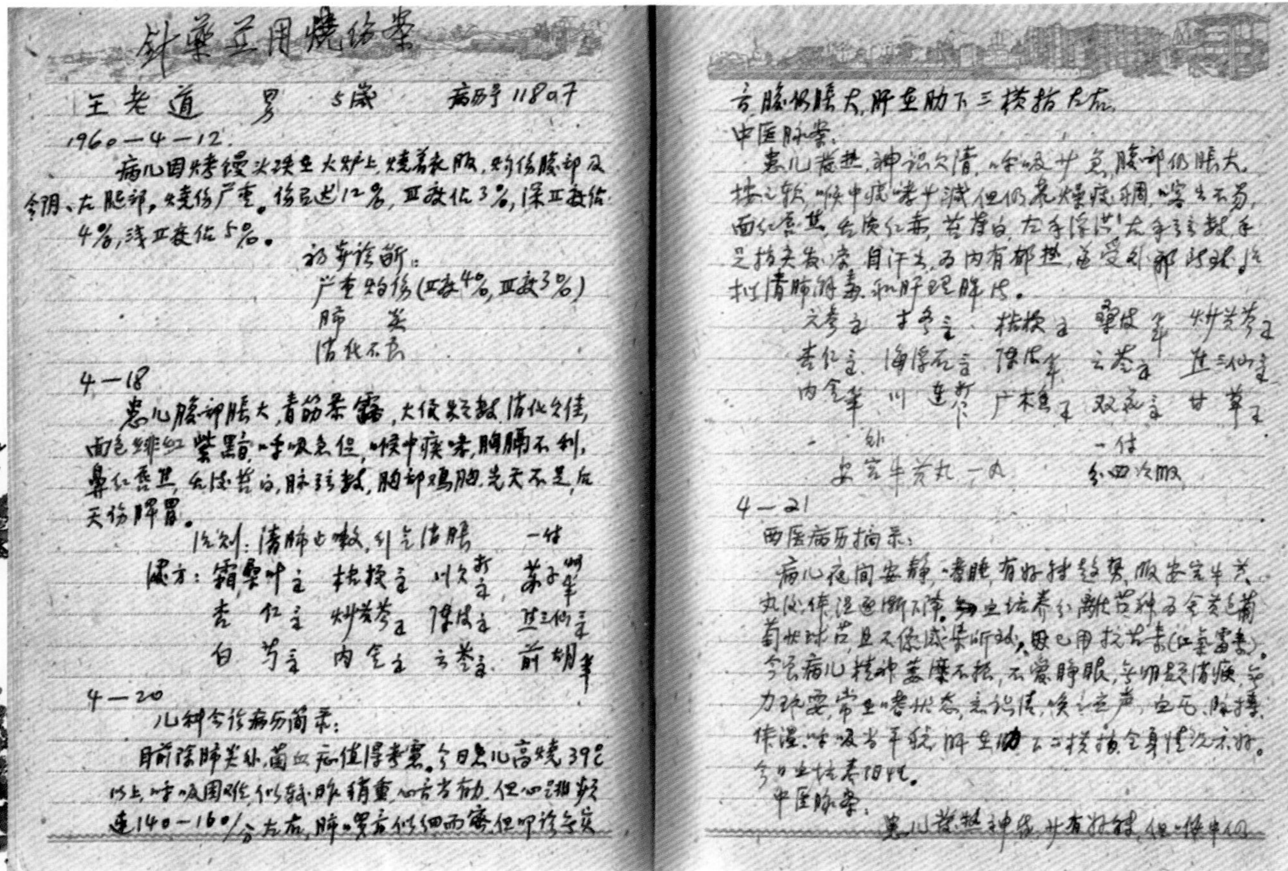

针药并用烧伤案

王老道 男 5岁 病历号 11807

1960—4—12.

病儿因烤馒头跌至火炉上，烧着衣服，灼伤腹部及会阴、大腿部，烧伤严重。伤区达12%，Ⅲ度占3%，深Ⅱ度占4%，浅Ⅱ度占5%。

初步诊断：

严重烧伤(Ⅱ度4%，Ⅲ度3%)

肺炎

消化不良

4—18

患儿腹部胀大，青筋暴露，大便次数[illegible]消化欠佳，面色绯红紫黯，呼吸急促，喉中痰嗜，胸膈不利，鼻红唇黑，舌[illegible]苔白，脉弦数，胸部鸡胸，先天不足，后天伤脾胃。

治则：清肺止嗽，引气消胀　一付

处方：霜桑叶三　桔梗三　川贝母[illegible]　苏子[illegible]

杏仁三　炒莱菔[illegible]　陈皮[illegible]　焦三仙三

白芍三　内金三　云苓三　前胡[illegible]

4—20

儿科会诊病历简录：

目前除肺炎外，菌血症值得考虑，今日患儿高烧39℃以上，呼吸困难似较昨稍重，心音有力，但心跳较速140—160/分左右，肺部[illegible]

[illegible]，腹部胀大，肝在肋下三横指左右。

中医脉案：

患儿发热，神志欠清，呼吸少急，腹部仍胀大，按之软，喉中痰嗜减但仍[illegible]，面红唇黑，舌质红赤，苔薄白，[illegible]

[illegible]

拟清肺解毒，和肝理脾法。

元参三　[illegible]　桔梗三　[illegible]　炒莱菔[illegible]

杏仁三　海浮石三　陈皮[illegible]　云苓三　焦三仙三

内金[illegible]　川连[illegible]　广木香[illegible]　双花三　甘草[illegible]

一付

安宫牛黄丸一丸　分四次服

4—21

西医病历摘录：

病儿夜间安静，嗜睡，有好转趋势，服安宫牛黄丸后[illegible]

[illegible]

今日病儿精神萎靡不振，不愿睁眼，[illegible]

[illegible]

[illegible]

今日出现黄疸[illegible]。

中医脉案：

患儿发热神[illegible]，[illegible]

（王某，男，5岁）

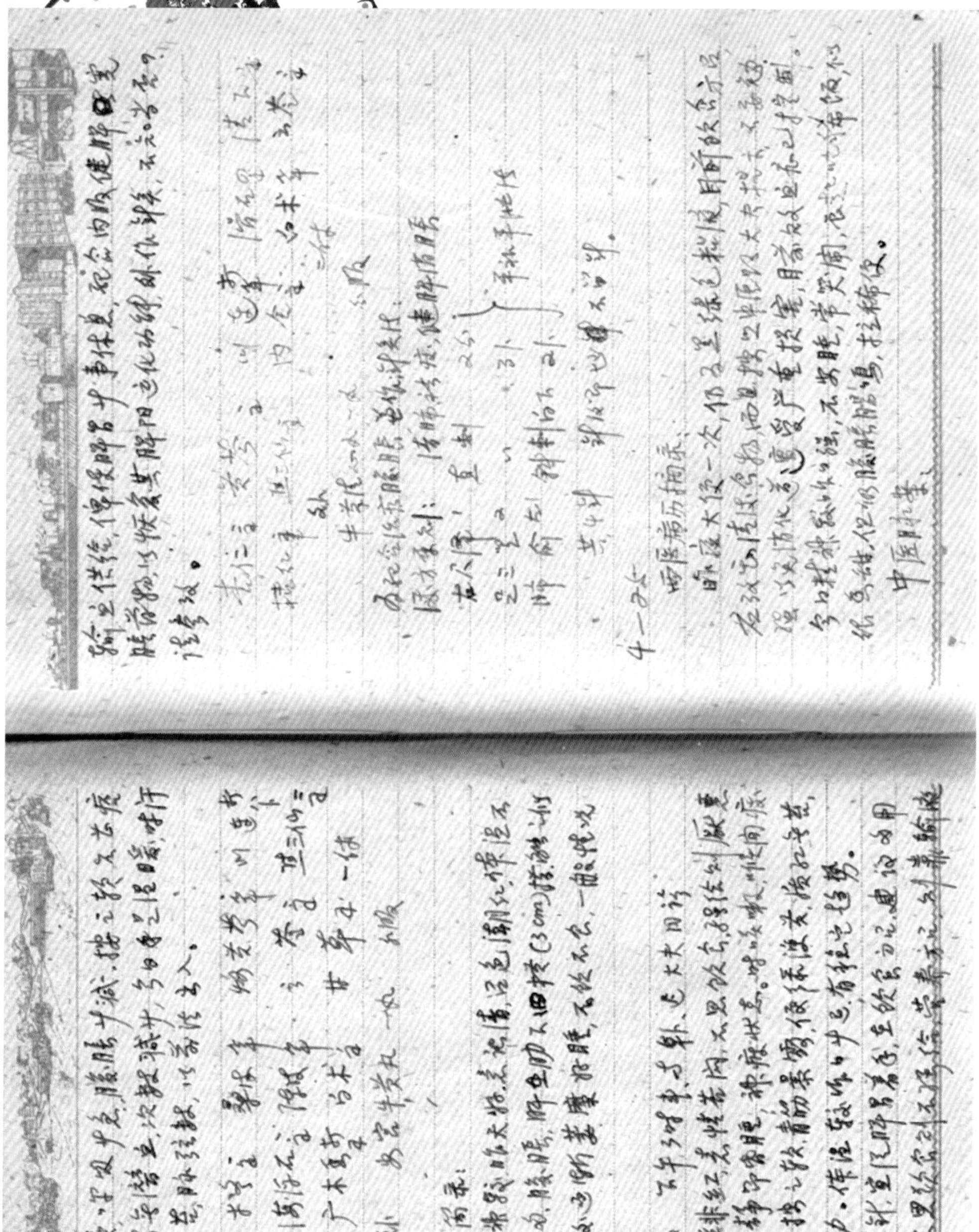

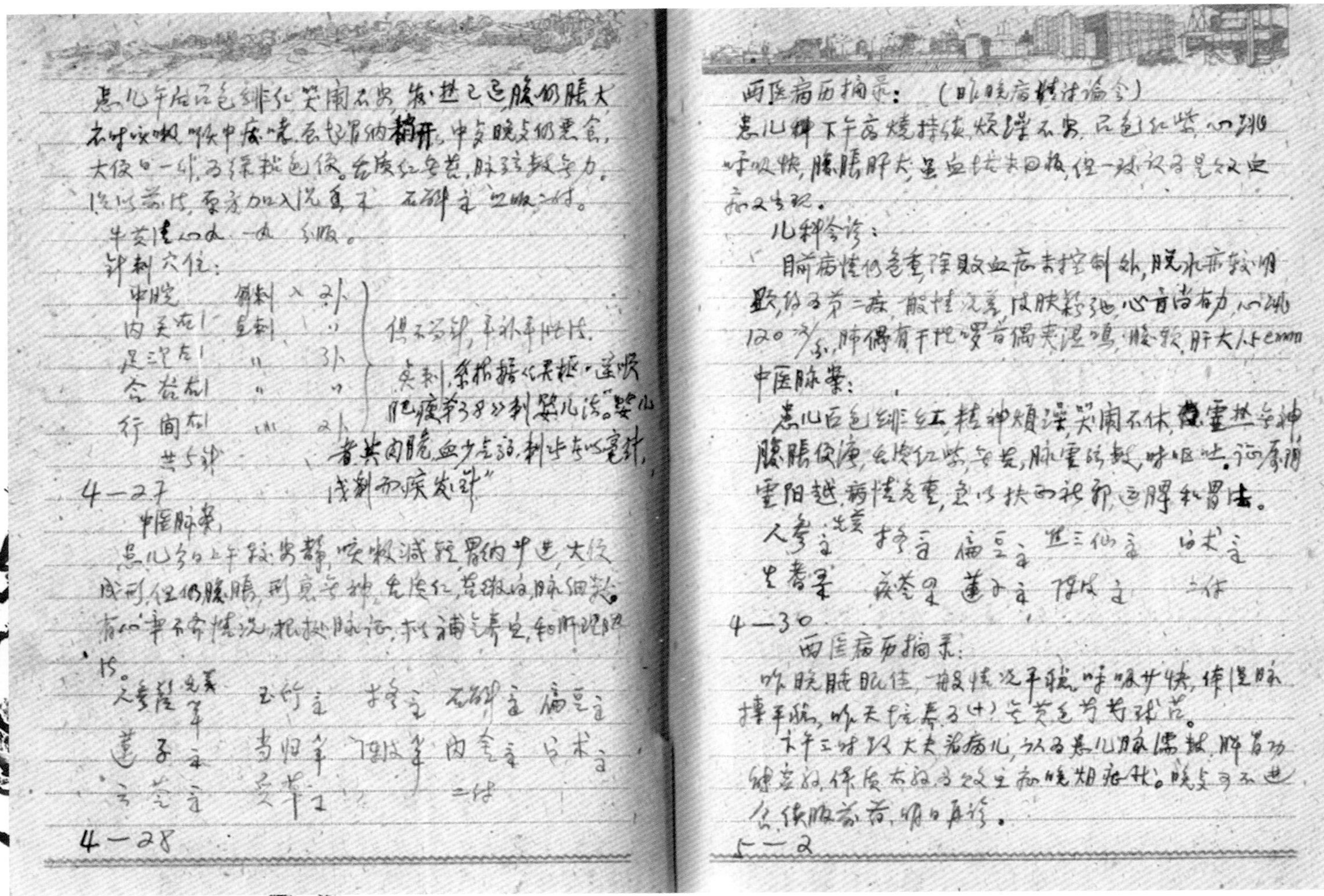

患儿午后口色绯红，哭闹不安，发热已退，腹仍胀大，不时咳嗽，喉中痰嗜，吞饮胃纳稍开，中午晚上仍要食，大便日一次，为绿糊色便。舌质红无苔，脉弦数无力。治以前法，原方加入淡竹叶、石斛钱 四服二付。

牛黄清心丸 一丸 分服。

针刺穴位：

| | | | |
|---|---|---|---|
| 中脘 | 斜刺 | 入2分 | 俱不留针，平补平泻法。 |
| 内关左 | 直刺 | 〃 | |
| 足三里左 | 〃 | 3分 | 点刺，系根据《灵枢·逆顺肥瘦第38》刺婴儿法。"婴儿者，其肉脆，血少气弱，刺此者以毫针，浅刺而疾发针" |
| 合谷右 | 〃 | 〃 | |
| 行间右 | 〃 | 2分 | |
| 共5针 | | | |

4—27

中医脉案：

患儿今日上午较安静，咳嗽减轻，胃纳少进，大便成形，但仍腹胀，面色无神，舌质红，苔微白，脉细数。有心率不齐情况，根据脉证，拟补气养血，和肝理脾法。

人参须先煎 玉竹钱 桔梗钱 石斛钱 扁豆钱

莲子钱 当归钱 陈皮钱 内金钱 白术钱

云苓钱 炙甘草1 二付

4—28

西医病历摘录：（昨晚病情讨论会）

患儿昨下午高烧持续，烦躁不安，口色红紫，心跳、呼吸快，腹胀肝大，虽血培养未回报，但一致认为是败血症之表现。

儿科会诊：

目前病情仍危重，除败血症未控制外，脱水亦较明显，约为第二度，腹胀深，皮肤松弛，心音尚有力，心跳120次/分，肺偶有干性啰音偶夹湿鸣，腹软，肝大1.5cm

中医脉案：

患儿口色绯红，精神烦躁，哭闹不休，邪重热盛，神疲，腹胀便溏，舌质红紫，无苔，脉重弦数，时呕吐。证属阴虚阳越，病情危重，急以扶正祛邪，运脾和胃法。

人参先煎钱 桔梗钱 扁豆钱 焦三仙钱 白术钱

生黄芪 茯苓钱 莲子钱 陈皮钱 二付

4—30

西医病历摘录：

昨晚睡眠佳，一般情况平稳，呼吸平快，体温脉搏平稳，昨天培养(+)，金黄色葡萄球菌。

下午三时蒋大夫看病儿，认为患儿脉濡数，肺音功能良好，体质不好，多……和晚期病状。晚上可不进食，饭后服药，明日再诊。

5—2

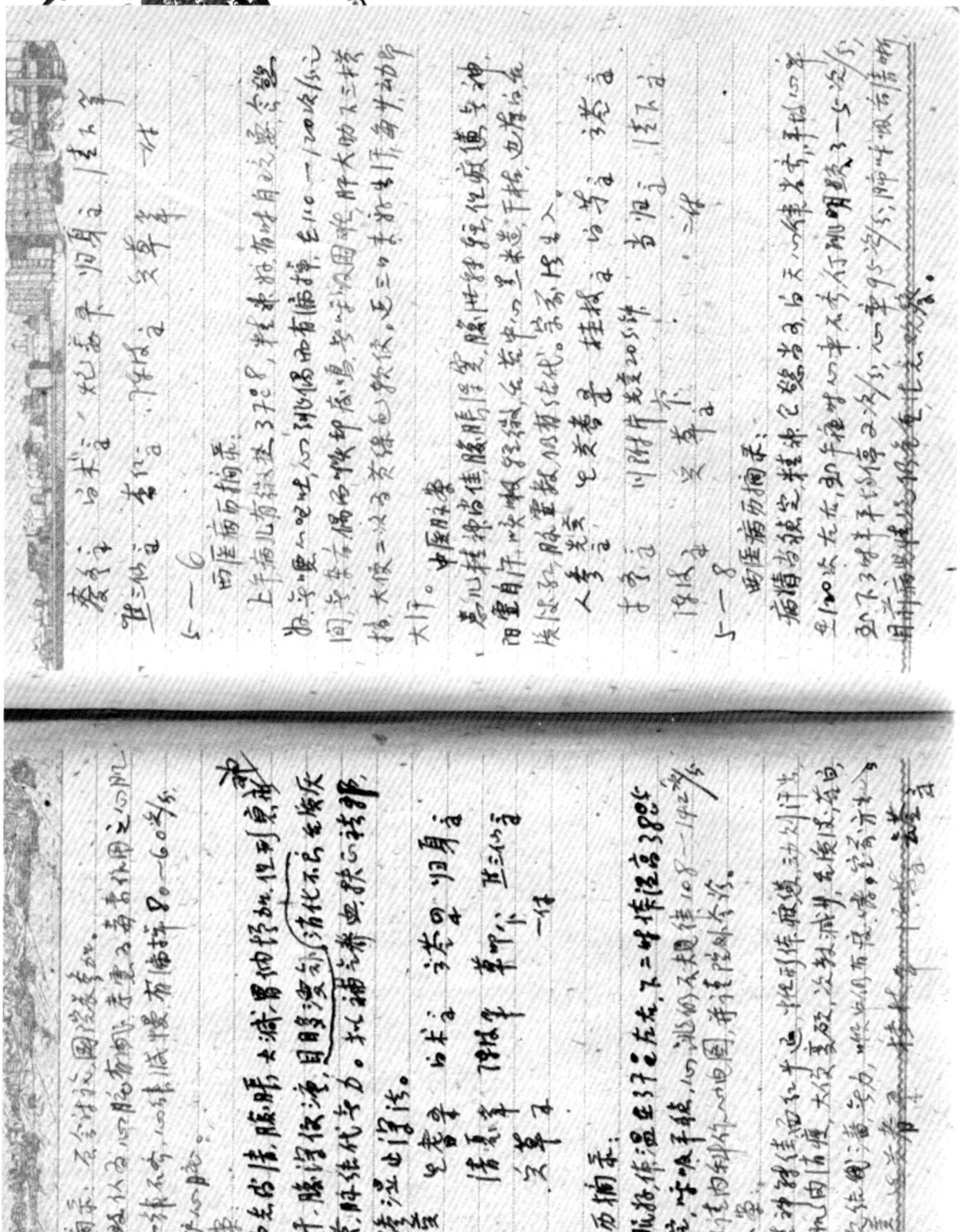

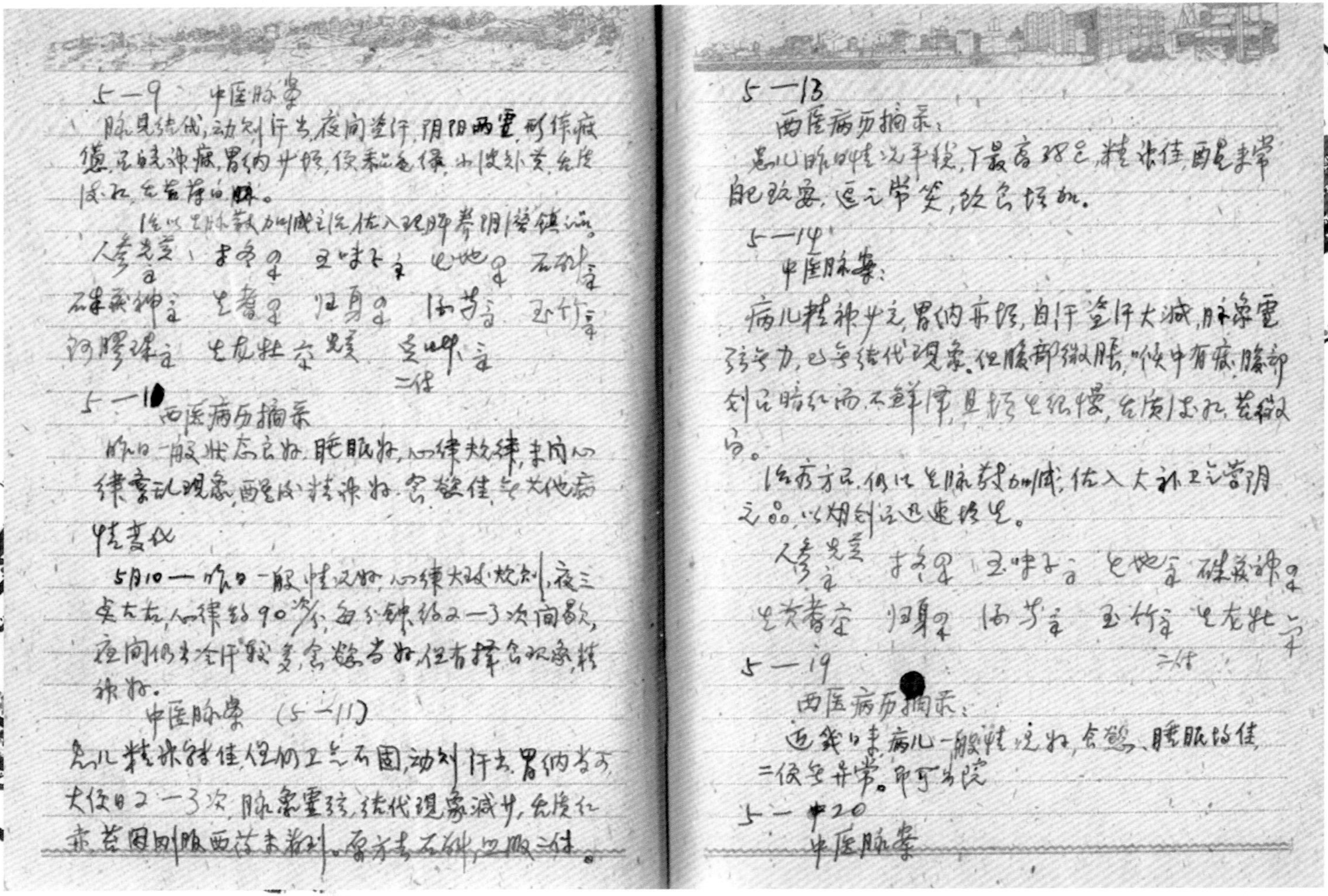
5—9 中医脉案

脉见结代，动则汗出，夜间盗汗，阴阳两虚，形体疲惫，面白无神疲，胃纳少好，便秘如羊屎，小便短黄，舌质淡红，舌苔薄白腻。

治以生脉散加减之法，佐入敛肺养阴潜镇之品。

人参(先煎)三钱 麦冬四钱 五味子三钱 生地四钱 石斛三钱
磁朱茯神三钱 生耆四钱 归身四钱 白芍三钱 玉竹三钱
阿胶珠三钱 生龙牡各(先煎) 浮小麦三钱
二付

5—10 西医病历摘录

昨日一般状态良好，睡眠好，心律较规律，未闻心律紊乱现象，西医诊精神好，食欲佳，无其他病情变化

5月10— 昨日一般情况好，心律大致规则，夜三点左右，心律约90次/分，每分钟约2—3次间歇，夜间仍有冷汗较多，食欲尚好，但有择食现象，精神好。

中医脉案 (5—11)

患儿精神较佳，但卫气不固，动则汗出，胃纳尚可，大便日2—3次，脉象虚弦，结代现象减少，舌质红，舌苔因服西药未剥。原方去石斛，再服二付。

5—13

西医病历摘录：

患儿昨日情况平稳，T最高38℃，精神佳，两天来常自己玩耍，逗之常笑，饮食较好。

5—14

中医脉案：

病儿精神少充，胃纳亦好，自汗盗汗大减，脉象虚弦无力，已无结代现象，但腹部微胀，喉中有痰，腹部创口暗红而不鲜润，且有些红缕，舌质淡红，苔微白。

治疗方法，仍以生脉散加减，佐入大补卫气营阴之品，以期创口迅速愈生。

人参(先煎)三钱 麦冬四钱 五味子三钱 生地四钱 磁朱茯神四钱
生炙黄芪各 归身四钱 白芍三钱 玉竹三钱 生龙牡各四钱
二付

5—19

西医病历摘录：

近几日来病儿一般情况好，食欲、睡眠均佳，二便无异常。即可出院

5—20

中医脉案

病儿精神大振，玩要歌唱有笑容，胃纳尚可，自汗大减，脉象濡弦，已无结代现象。但口唇干燥仍少绯红，头部蜜汗，咽喉中痰嘻，腋部剑突仍好生红慢，舌质淡苔白，仍属气阴不足，大补气血以资巩固。

党参三钱　白术三钱　云苓三钱　炙草三钱　归身三钱

酒芍三钱　陈皮三钱　生耆四钱　生鳖甲四钱（先煎）　生牡蛎四钱（先煎）

寸冬三钱　元参三钱

二付

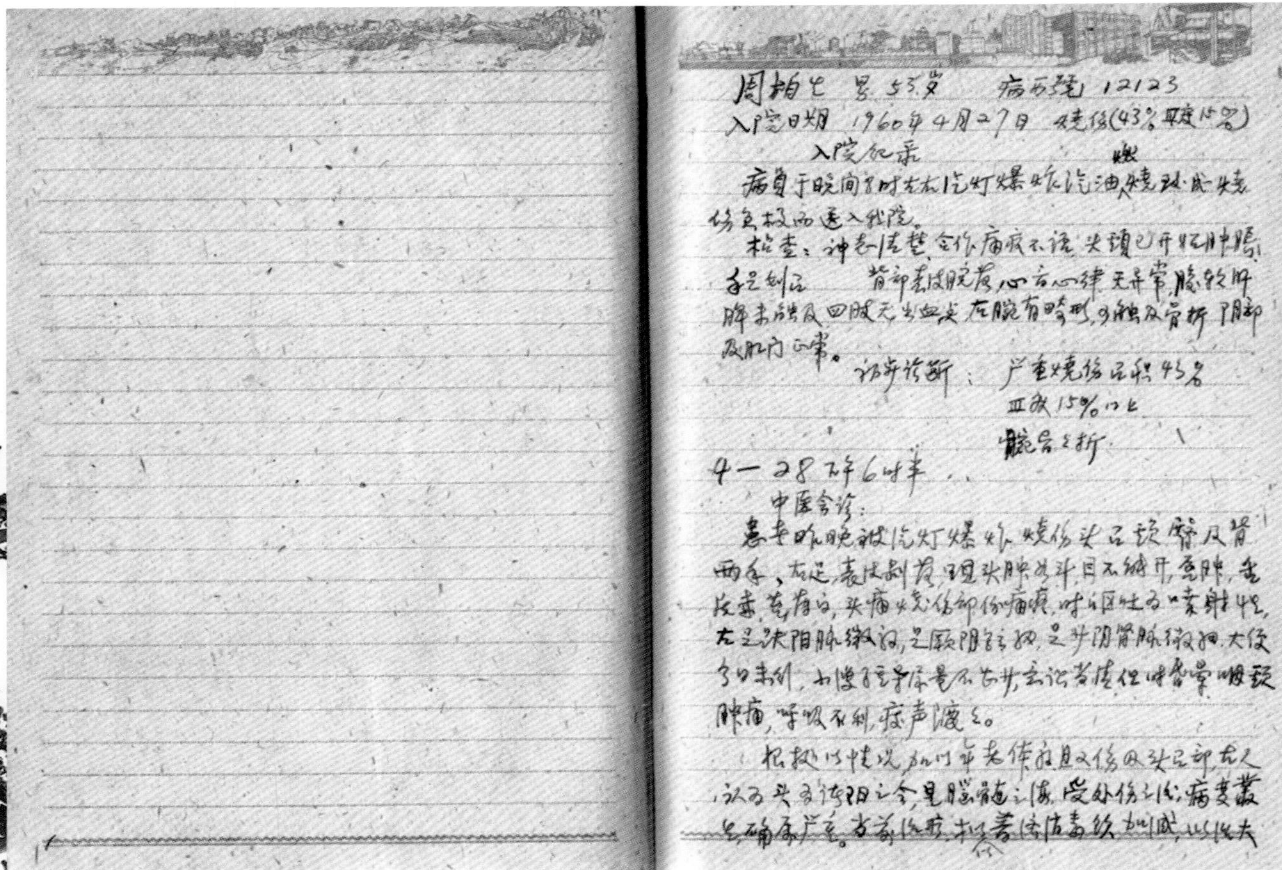
周柏七　男　53岁　病历号 12123
入院日期 1960年4月27日　烧伤(43% Ⅲ度15%)
入院记录
病员于晚间8时左右汽灯爆炸汽油燃烧致成烧伤急救而送入我院。
检查：神志清楚，
心音心律无异常，腹软肝脾未触及，四肢无出血点，左腕有畸形，可触及骨折，阴部及肛门正常。
初步诊断：严重烧伤总面积43%
Ⅲ度15%以上
腕骨骨折
4—28 下午6时半
中医会诊：
患者昨晚被汽灯爆炸烧伤头面颈部及背
两手、左足，表皮剥落，
呼吸不利，痰声漉漉。

（周某，男，53岁）

头瘟之法治之，佐入清咽利膈之品。

淡黄芩钱　连壳钱　牛蒡子钱　桔梗钱

板兰根钱　元参钱　僵蚕钱　马勃钱

木通钱　杏仁钱　川贝母钱　竹茹钱

清夏钱　陈皮钱　羚羊角尖　先煎　二付

4—30

西医病历摘录：

昨夜病人转入院，T.P.R及血压皆正常，呼吸有时困难及水肿及饮汤物不太通畅，不时强表亿咳不出，但无呼吸困难情况。病员上午精神尚佳，睁眼亦可见眼裂增大，精神已有清楚，元气亦不足。喉部仍有较多粘液，目前主要问题在于预防贫血症，头项水肿已迅速消失，预防肺部并发症。

中医脉案：

患者神志尚清，面部浮肿少退，两眼微睁，呕吐已止，唇肿其痛，舌干燥，有痰，呼吸不利，胃纳少思，大便已通，趺阳脉弦数，足少阴脉微细，足厥阴脉沉弦，治以上法，佐入化痰之品。

元参钱　牛蒡子钱　桔梗钱　板兰根钱　双花钱

连壳钱　马勃钱　川贝钱　杏仁钱　黄芩钱

清夏钱　竹茹钱　陈皮钱　苏子钱　甘草钱

二付

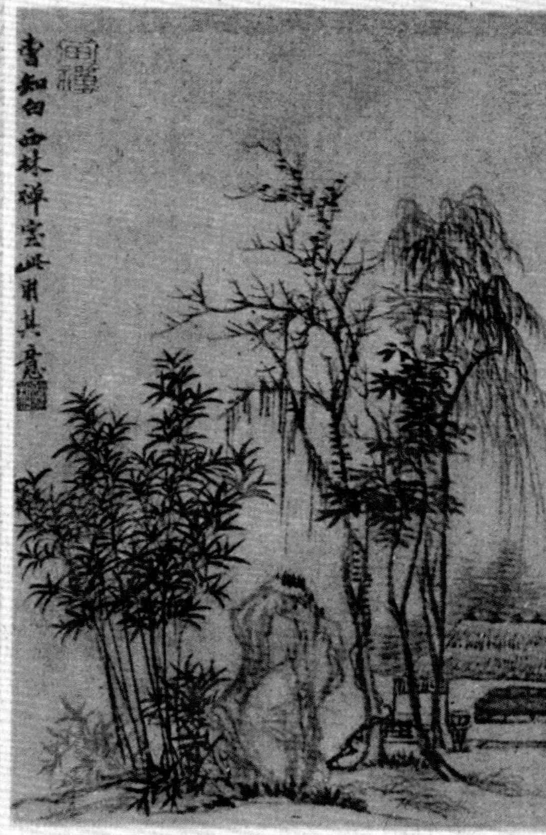

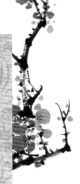

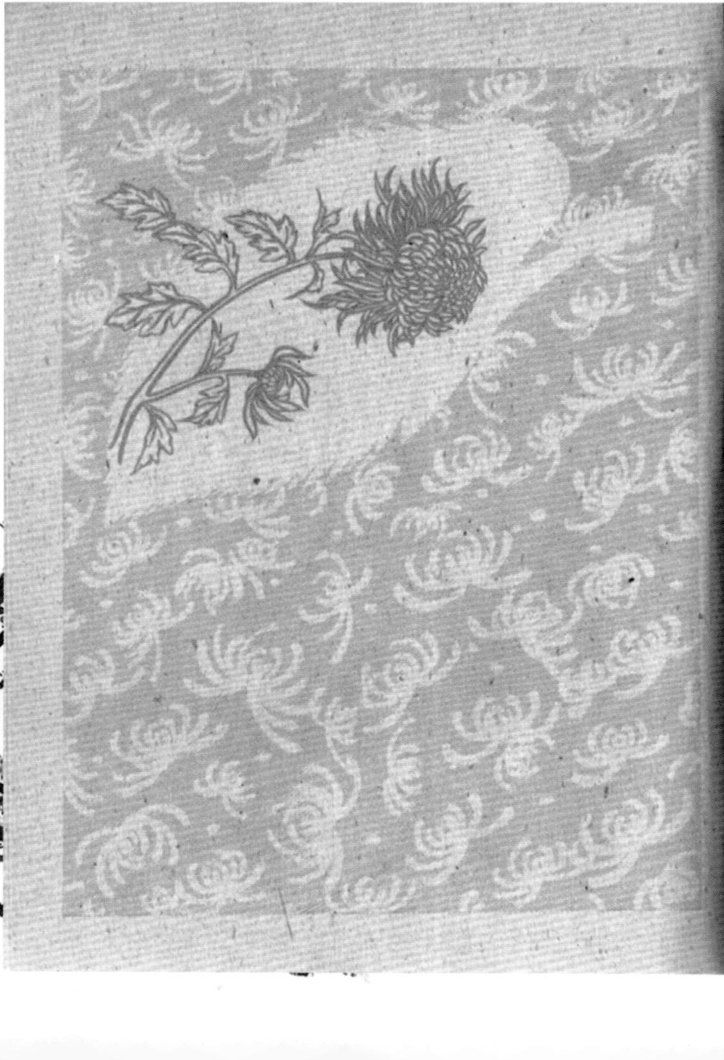

5—2 西医病例摘录：

病人一般情况好，夜间睡眠尚好，饮水较多，体温逐渐下降，呼吸道通畅，无痰鸣声。

中医脉案：

患者今日精神转佳，两目能睁，胃纳转旺，矢气较频，气(?)腹胀已消，咽喉不利，呼吸如常，舌质绛苔黄，脉弦数，饮食有咸味。原方照服二付。

5—4

西医病历摘录：

昨日下午2时体温上升至39℃，但患者无任何不适，亦不觉发热，用冰袋及擦浴后逐渐下降至38℃左右，背部出汗，二便情况已有改变趋势，食欲尚好。今晨泄一次，为红褐色稀便，排到床上，病人不知，睡眠尚佳。

中医脉案：

患者神智尚清，面部浮肿见消，呼吸少畅，吞咽顺利，腹部仍满，小便黄赤，舌质灰黯，苔黄中干燥，皮肤用酒精擦后则发生红晕。

沙参四钱 元参三钱 桔梗三钱 麦冬三钱 玉竹四钱
云苓三钱 黄连一钱 丹皮三钱 当归三钱 丝瓜络三钱
石斛三钱 二付

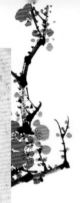

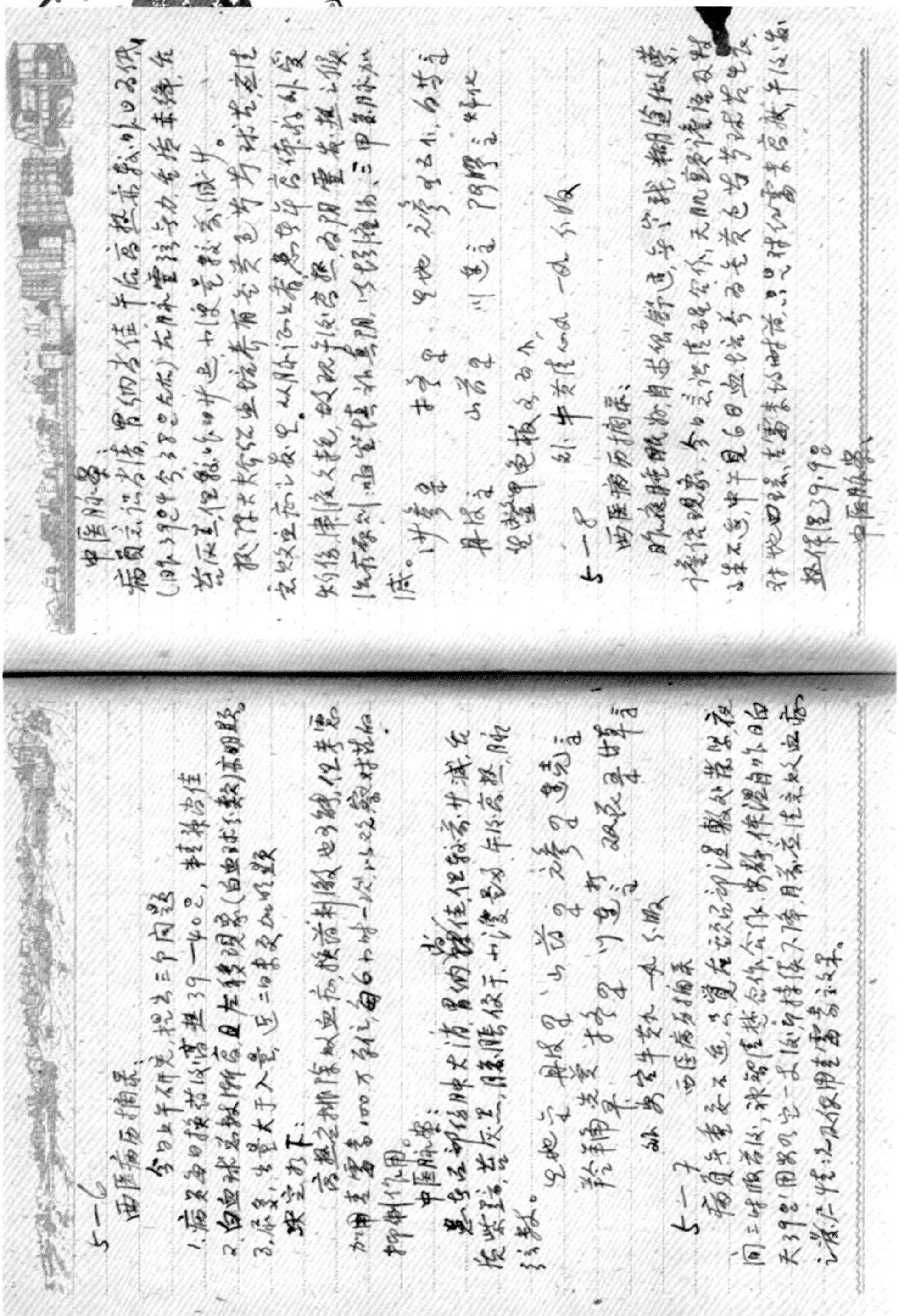

5—6

西医病历摘录：

今日上午研究，提出三个问题

1.病员每日换药后高热39—40℃，精神尚佳

2.白血球总数渐高且左移现象（白血球分数）不明显。

3.尿多，出量大于入量，近二日来更加明显

决定如下：

高热之排除败血症，换药刺激也可能，但考虑加用土霉素100万单位，每6小时一次，以观察对菌的抑制作用。

中医脉案：

患者左部位肿大消，胃纳尚佳，但较前少减，舌质紫黯，苔灰黑，腹胀便干，小便色黄，午后高热，脉弦数。

生地六钱 丹皮四钱 山药四钱 元参四钱 连壳三钱

羚羊角先煎 知母四钱 川连三钱 双花四钱 甘草三钱

外 安宫牛黄丸 一丸 分服

5—7 西医病历摘录

病员午后又不适，自觉左颈部温热发紧，夜间三时服药后，神智清楚合作，安静，体温自昨日白天39℃，用安宫一丸后亦持续不降，目前应注意败血症之发展情况及使用土霉素之效果。

中医脉案：

病员今日尚清，胃纳尚佳，午后高热较昨日为低（昨39℃今38℃左右），右脉虚弦无力，舌质赤绛，舌苔灰黑，但较昨日少退，小便量较前减少。

据化验大便检查有金黄色葡萄球菌，应是败血症之表现。从脉证上看，患者年高体弱，外受灼伤，津液大耗，故现午后高热，为阴虚发热之候。治疗原则：应当清热养阴，以解毒法，三甲复脉加减。

沙参五钱 玉竹五钱 生地 元参各五钱 白芍三钱

丹皮三钱 山药五钱 川连三钱 阿胶三钱 烊化

生鳖甲 龟板各五钱

外 牛黄清心丸 一丸 分服

5—8

西医病历摘录：

昨夜睡眠好，自述很舒适，无不适，糊涂做梦现象，今日意识清醒合作，无肌颤谵语及精神不适，中午见6日血培养为金黄色葡萄球菌生长，对地霉素……只是对红霉素高度敏感，午后高热体温39.9℃

中医脉案：

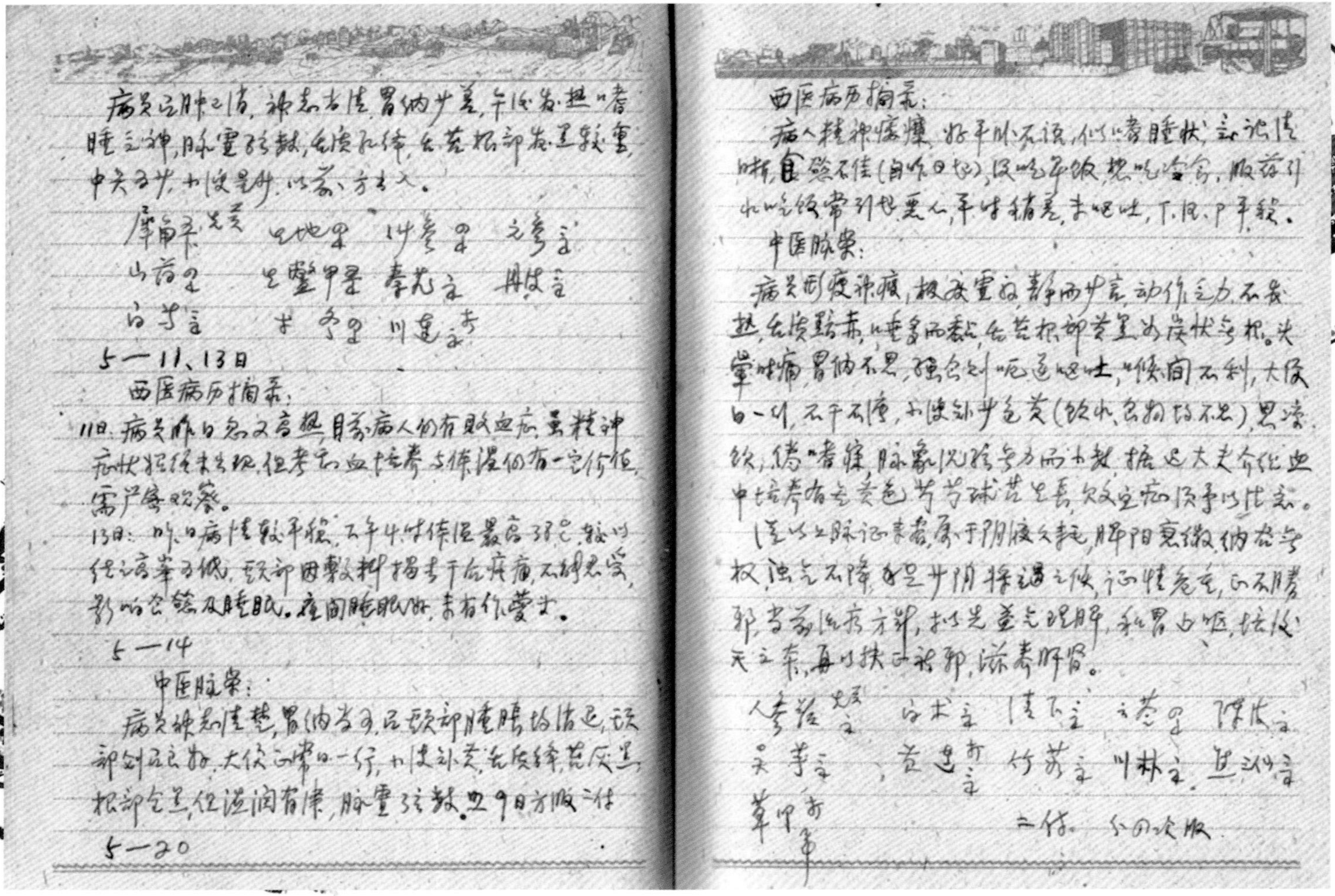

病员自肺之后，神志尚清，胃纳少差，午后发热，嗜睡乏神，脉虚弦数，舌质红绛，舌苔根部尚黄较重，中央多少，小便量少，次数多，方如下。

麦冬 先煎　生地　沙参　玄参

山药　生鳖甲　秦艽　丹皮

白芍　甘草　川连

5—11、13日

西医病历摘录：

11日：病员昨日忽又高热，目前病人仍有败血症，虽精神症状好转，但考虑血培养不能说明仍有一定价值，需严密观察。

13日：昨日病情较平稳，下午体温最高37℃，较以往略有下降，但头部因数次搔抓于后疼痛，不能安寐，影响食欲及睡眠。夜间睡眠好，未有作梦。

5—14

中医脉案：

病员神志清楚，胃纳尚可，只头部胀痛皆消退，头部创口已愈，大便正常日一行，小便淡黄，舌质绛苔灰黑，根部仍黑，但滋润有津，脉虚弦数，四日方服二付

5—20

西医病历摘录：

病人精神疲惫，好平卧不语，似嗜睡状，言语清晰，食欲不佳（自诉口苦），说吃不下饭，想吃冷食，服药引水吃饭常引起恶心，干呕稍差，未呕吐，下肢、手较凉。

中医脉案：

病员形瘦神疲，极度虚弱，静而少言，动作乏力，不发热，舌质红赤，唾多而黏，舌苔根部黄黑如焦状有根。头晕咽痛，胃纳不思，强食则呃逆呕吐，咽喉不利，大便日一行，不干不溏，小便频少色黄（饮水、食物皆不思），思凉饮，惟嗜睡，脉象沉弦无力而小数。据此大病后化血中培养有金黄色葡萄球菌生长，久热伤阴，仍属……

综以上脉证来看，属于阴液亏耗，脾阳衰微，纳谷少权，浊气不降，乃是少阴格阳之候，证情危重，不能……当前治疗方针，当以益气理脾，和胃止呕，培后天之本，再以扶正祛邪，滋养肝肾。

人参叶 先煎　白术　云苓　陈皮

吴萸　黄连　竹茹　川朴

草蔻

二付。分四次服

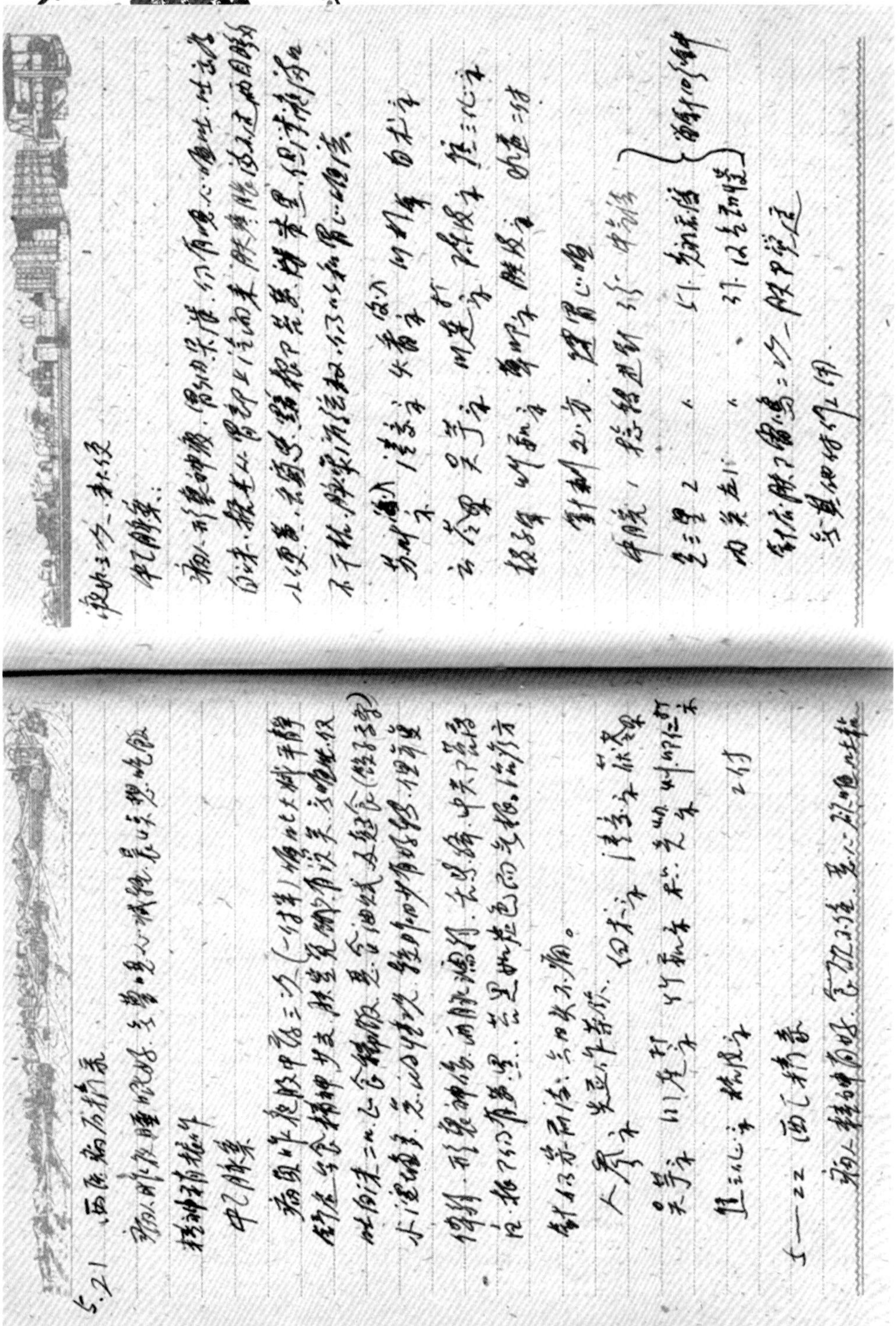

5—23. 西医病历摘录

病人精神好转，精神振作，不好唾，食欲转好，晨餐吃大拉面一大碗，白天常恶心，已呕吐二次，皆为水。昨夜睡眠好尚可。

中医脉案

病人今日神志清楚，精神转佳，胃纳少，不呕吐，大便……仍疲倦，语言无力，舌质紫暗如猪肝，舌苔黑暗黑如炭，中根少津液，但非常滋润不干枯，说明脾胃气阴两伤，津液不能上布。今日胃纳亦开，故中少亦现黑苔以能由黑转入黄苔，此乃是佳兆，应以原方治疗方子，意以填补胃阴，补益肝肾以期胃气开精气化而心肾得营，舌苔转薄润，唯是脉濡弦小数。

处方列后。

人参另炖 寸冬 石斛 玉竹 何首乌

天花粉 川连 法夏 云苓 竹茹

陈皮 白术 焦三仙 二付。

5—27

昨夜睡眠好，无嗳气呕吐，今日精神食欲均有进步，舌质自前已老黄好转。

中医脉案：

病人今日神志清楚，呕吐已止，胃纳少好，精神转佳，但仍疲惫无神状态，舌质紫暗，舌苔已黄腻黄转淡至已不太黑如炭状，据述以前唯嘈饮食后很不顺进食，近二日来食作奉和，动作灵活，能进饮食而不呕吐，大便转日来行，小便清长，脉象濡数。治疗仍以养胃阴，益肝肾，以前方出入。

人参另炖 玉竹 寸冬 石斛 何首乌

白芍 生地 天花粉 川连 法夏

云苓 竹茹 陈皮 当归 二付

6—9 西医病历摘录：

病人一天食欲不佳，未进食，常嗳气未呕，高烧

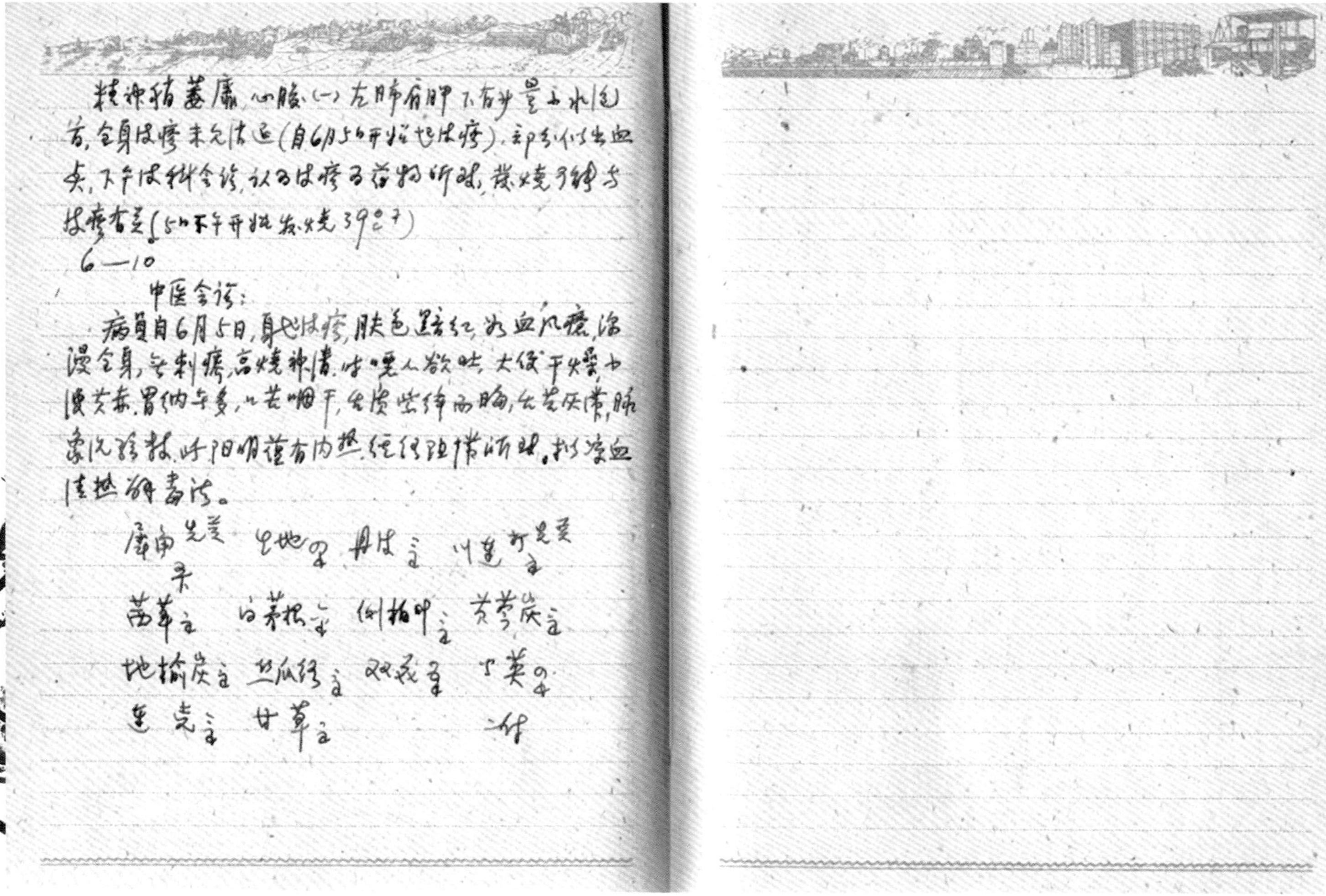
精神稍萎靡，心腹（-）左肺肩胛下有少量小水泡音，全身皮疹未见消退（自6月5日开始出皮疹），部分仍出血点，下午皮科会诊，认为皮疹系药物所致，发烧系皮疹引起（5日下午开始发烧39℃）

6—10

中医会诊：

病员自6月5日，身起皮疹，肤色暗红，似血风疮，泛漫全身，无刺痒，高烧神清，时噁心欲吐，大便干燥，小便黄赤，胃纳无多，口苦咽干，舌质紫绛而暗，舌苔灰黄，脉象沉弦数，此阳明蕴有内热，经络阻滞所致，拟凉血清热解毒法。

犀角先煎　生地四钱　丹皮三钱　川连打先煎三钱

茜草三钱　白茅根一两　侧柏叶三钱　贯众炭三钱

地榆炭三钱　丝瓜络三钱　双花五钱　公英四钱

连翘三钱　甘草三钱　　一付

## 大面积烧伤案四

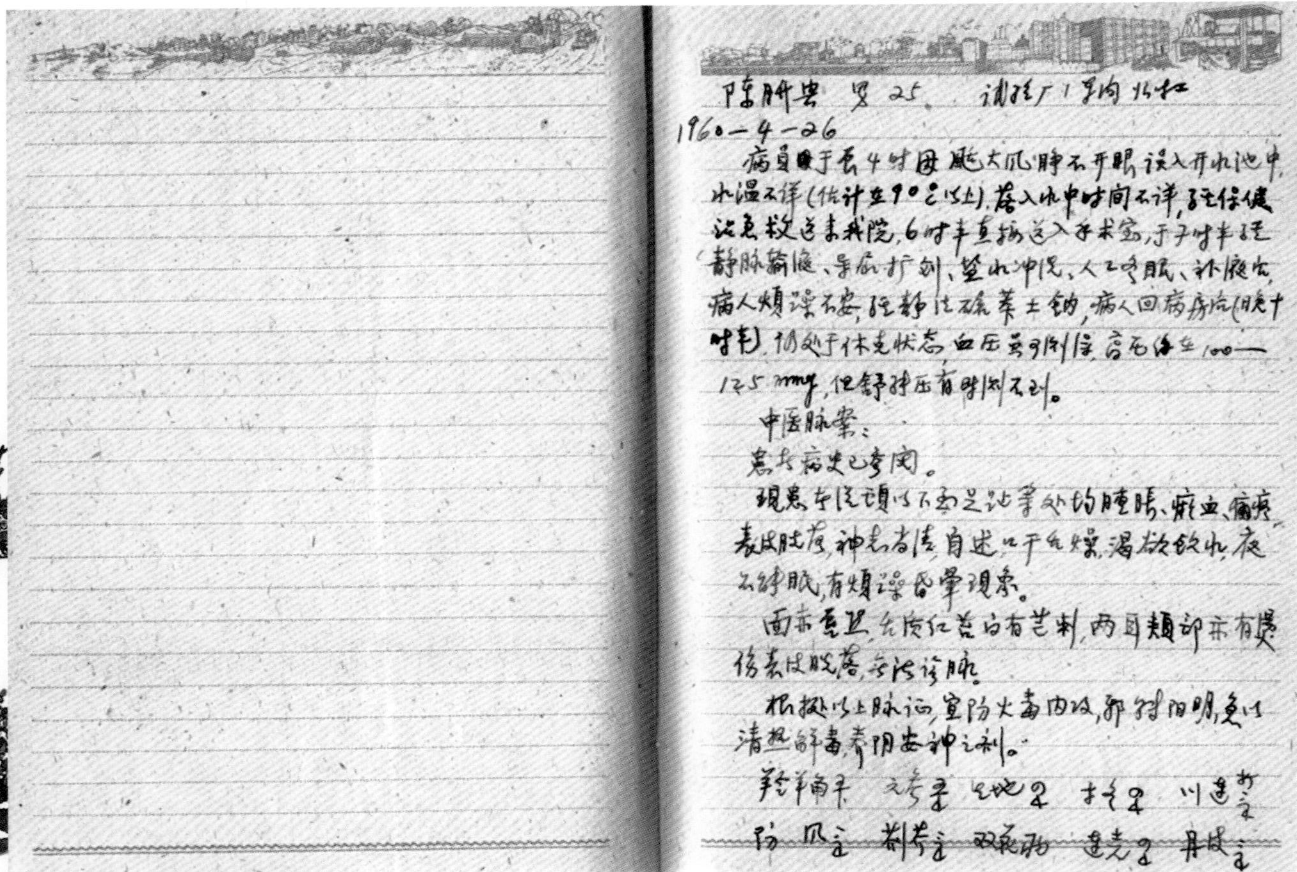
陈斯安 男 25 调经厂 1号内 北杠

1960—4—26

病员因于昨4时因风大风睁不开眼误入开水池中，水温不详（估计在90℃以上），落入水中时间不详，经保健站急救送来我院，6时半直接送入手术室，于7时半经静脉输液、导尿、扩创、盐水冲洗、人工冬眠、补液后，病人烦躁不安，经静注硫苯妥钠，病人回病房后（晚十时左）仍处于休克状态，血压虽可测得，舒张压在100—125mmHg，但舒张压有时测不到。

中医脉案：

患者病史已参阅。

现患者除头以下至足趾等处均肿胀、瘀血、痛疼、表皮脱落，神志尚清，自述口干舌燥，渴欲饮水，夜不能眠，有烦躁不宁现象。

面赤唇焦，舌质红苔白有芒刺，两目颊部亦有烫伤表皮脱落，无法诊脉。

根据以上脉证，宜防火毒内攻，邪犯阳明，急以清热解毒养阴安神之剂。

羚羊角 玄参 生地 [illegible] 川连

防风 荆芥 双花 连翘 丹皮

（陈某，男，25岁）

天竺黄半 生牡蛎一两 甘草三 二付

4—28 西医病历摘录：

病员仍处于酸中毒状态中，虽经静点乳酸钠仍能纠正，近来血浆溶液现象渐重，根据血球容积增高数字，决定补充血浆500毫升，于夜一时半开始，同时输入乳酸钠，经数小时观察，酸中毒情况虽未完全纠正，但已有好转，每小时尿量增加，共已达100cc左右，全身已应用红霉素600mg以抗感染及败血症。

中医会诊： 下午5时20分

神志尚清，自述口渴较昨日少减，但仍思饮，全身红肿痛痒，夜眠欠安，大便已三日未解，舌苔腻黄，质红干糙，以四物清凉饮加减，据冯大夫介绍患者白血球逐渐减少。

防风三 川芎三 当归四 赤芍三 川军(后下)三

桂枝二 生牡蛎一两 丝瓜络三 牛夕三 生薏米一两

丹皮三 甘草三 一付

外 安宫牛黄丸 一丸 分服

4—29 上午讨论会记

西医病历摘录：

1.液体回收期间注意液体电解质平衡，

2.预防及控制败血症，

下午翻身俯卧觉舒适，但有恶心感，未吐，仍有畏冷，寒战明显，夜餐拒食，饮水较少。

中医脉案： 下午4时半

患者今日仍口渴思饮，舌质红苔白，已不甚黄而燥，补黄，全身仍肿痛，足部较前少消，睡眠不安，今日矢气较频，但无大便，味恶臭，脉数，仍以清热解毒凉血消肿法。

防风 川芎各三 当归四 赤芍 丹皮 连翘

茯苓 甘草各三 丝瓜络四 枳壳三 大黄(后下)三

双花五 元参四 生地四 ~~[illegible]~~ 滑石四 二付

外 安宫牛黄丸 二丸 分服

4—30 西医病历摘录：

病人夜间一般情况好，T.P.R.皆好，但睡眠不好，常诉畏冷，下午大便7次，其中三次为稀便，无肤痛肤胀现象。

中医脉案：

今日已不甚口渴，舌尖绛苔微黄，但少有滑润不甚干枯，小便增加，全身肿胀少退，但今日大便(昨夜下一时起)7—10次左右，量多色为柏油样便，腹不

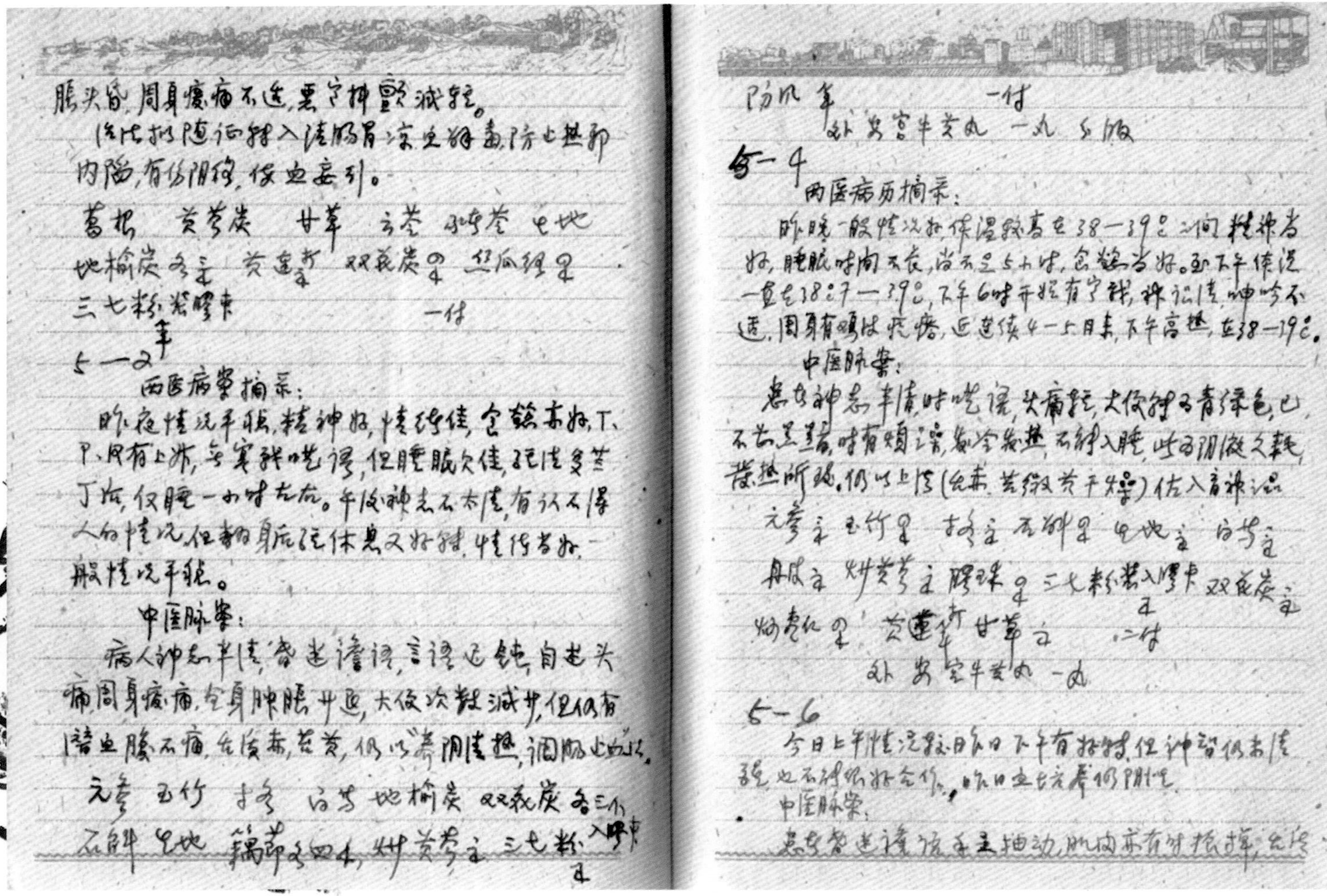
胀头昏，周身疼痛不适，黑字神识减轻。
治法拟随证转入清脑肓汤生猪毒，防止热邪内陷，有伤阴液，使血妄行。
葛根　炙芩炭　甘草　元参　小蓟炭　生地
地榆炭各三钱　黄连钱半　双花炭四钱　丝瓜络四钱
三七粉装胶囊一钱　　　　一付
5—2
西医病案摘录：
昨夜情况平稳，精神好，情绪佳，食欲亦好，T、P、R有上升，无寒战呕吐，但睡眠欠佳，服用多芙丁后，仅睡一小时左右。午后神志不太清，有认不得人的情况，但翻身后经休息又好转，情绪尚好，一般情况平稳。
中医脉案：
病人神志半清，昏迷谵语，言语迟钝，自述头痛周身疼痛，全身肿胀如前，大便次数减少，但仍有潜血，腹不痛，舌质赤，苔黄，仍以养阴清热，润肠止血法。
元参　玉竹　麦冬　白芍　地榆炭　双花炭各三钱
石斛　生地　藕节各四钱　炒黄芩三钱　三七粉入胶囊一钱
防风一钱　　一付
外安宫牛黄丸　一丸　分服
5—4
西医病历摘录：
昨晚一般情况好，体温较高在38—39℃之间，精神尚好，睡眠时间不长，尚不足5小时，食欲尚好。至下午体温一直在38℃—39℃，下午6时开始有寒战，神志清，呻吟不适，周身有明显疼痛，连续4—5日来下午高热，在38—39℃。
中医脉案：
患者神志半清时呓语，头痛轻，大便转为青绿色，已不发黑，睡时有烦躁，身冷发热，不得入睡，此为阴液久耗，发热所致，仍以上法（舌赤、苔微黄干燥）佐入育神法。
元参三钱　玉竹四钱　麦冬三钱　石斛四钱　生地三钱　白芍三钱
丹皮三钱　炒黄芩三钱　琥珀四分　三七粉装入胶囊一钱　双花炭三钱
竹茹四钱　黄连钱半　甘草二钱　　二付
外安宫牛黄丸　一丸
5—6
今日上午情况较昨日下午有好转，但神智仍未清醒，也不能很好合作，昨日出现手足抽搐现象。
中医脉案：
患者昏迷谵语，手足抽动，肌肉亦有颤掉，舌绛

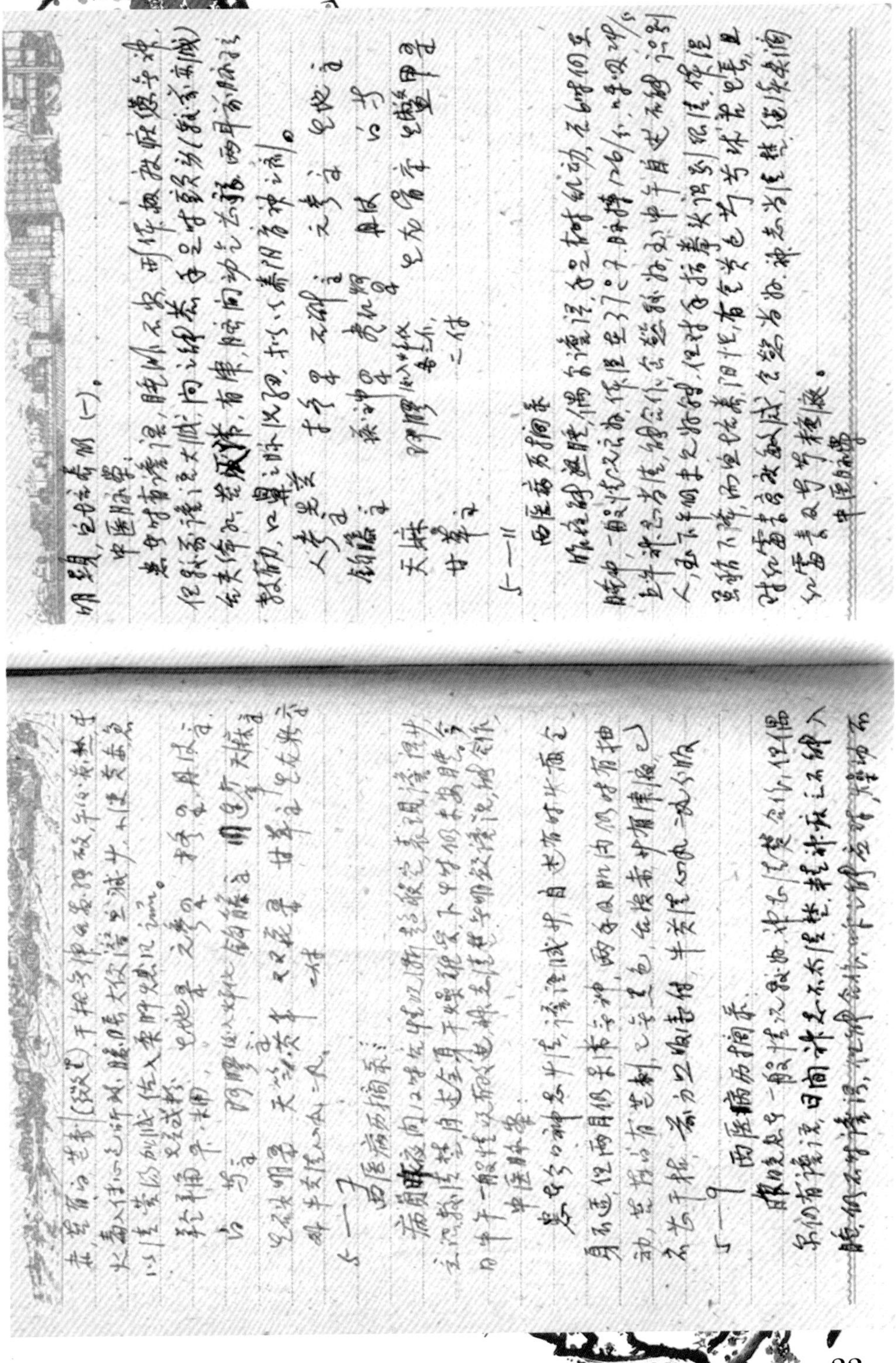

以清营汤加减
5—7
西医病历摘录：
中医脉案
5—9 西医病历摘录
明显，已经基本（一）。
中医脉案
人参 羚羊角 元参 生地
钩藤 丹皮 白芍
天麻 阿胶 生龙骨 生鳖甲
甘草
二付
5—11
西医病历摘录
中医脉案

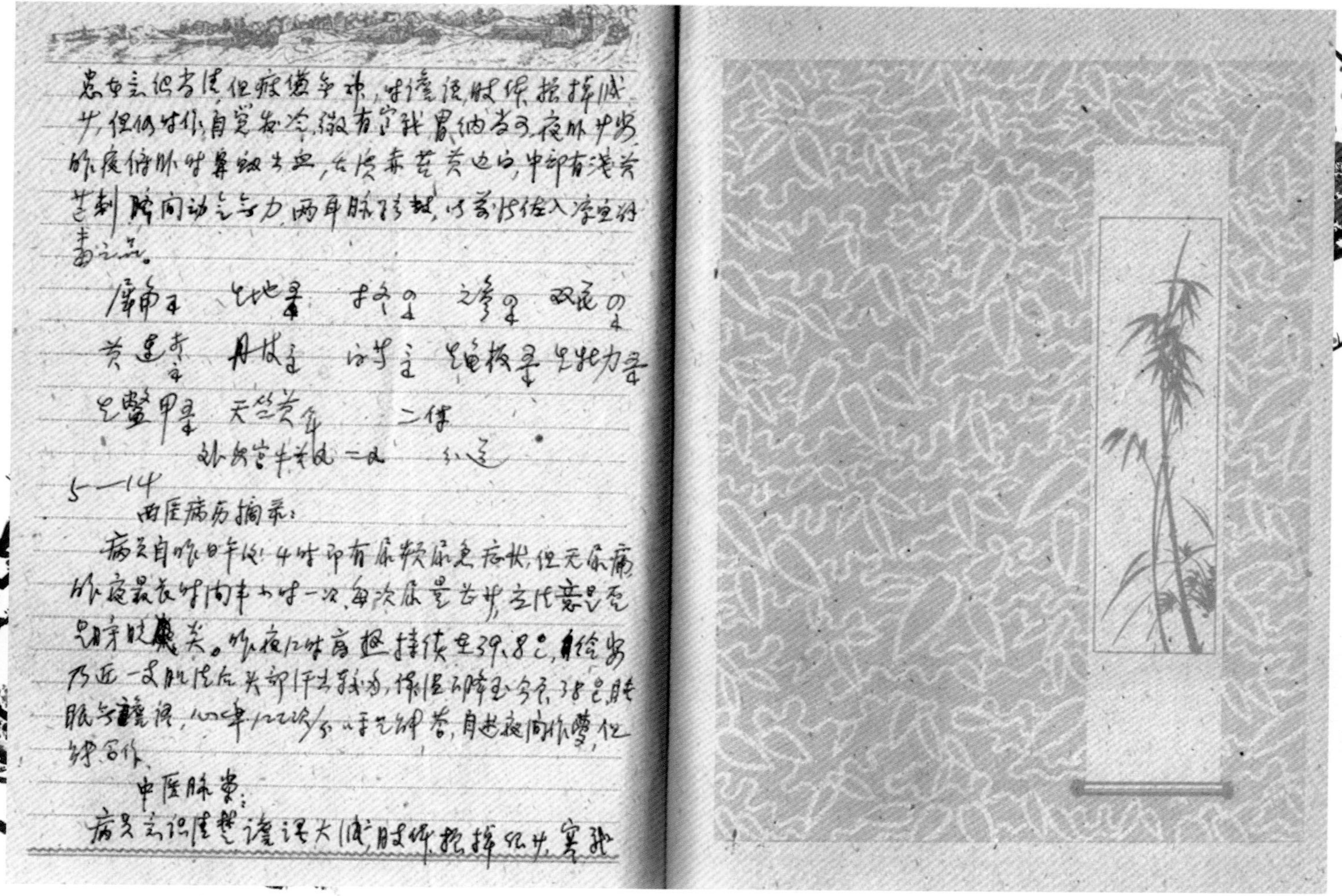

患者云恶寒已但痰涎多稀，呼吸较促，脉弦滑稍减
少，但仍咳作，自觉发冷，微有汗出，胃纳尚可，夜眠欠安，
昨夜停服时鼻衄少些，舌质赤苔黄边白，中部有浅黄
芒刺，肺阴动气急乏力，两耳胀闭，此营卫已入营血将
有之兆。

广角4　生地8　丹皮6　元参8　双花6
黄连3　丹参5　竹叶5　生龟板8　生牡蛎8
生鳖甲8　天竺黄5　二付
外用安宫牛黄丸二丸　分送

5—14
西医病历摘录：
病员自昨日午后4时即有尿频尿急症状，但无尿痛，
昨夜最长时间半小时一次，每次尿量尚少，无化脓及血
尿肢体酸疼等。昨夜12时高热，体温达39.8℃，检查
乃近一日肌肉关节疼痛较多，体温下降至今日38℃，脉
搏较快，心率120次/分，口干唇燥，自述夜间作梦，伴
呓语。
中医脉案：
病员云仍有咳嗽，痰涎大减，肢体酸疼好些，寒战

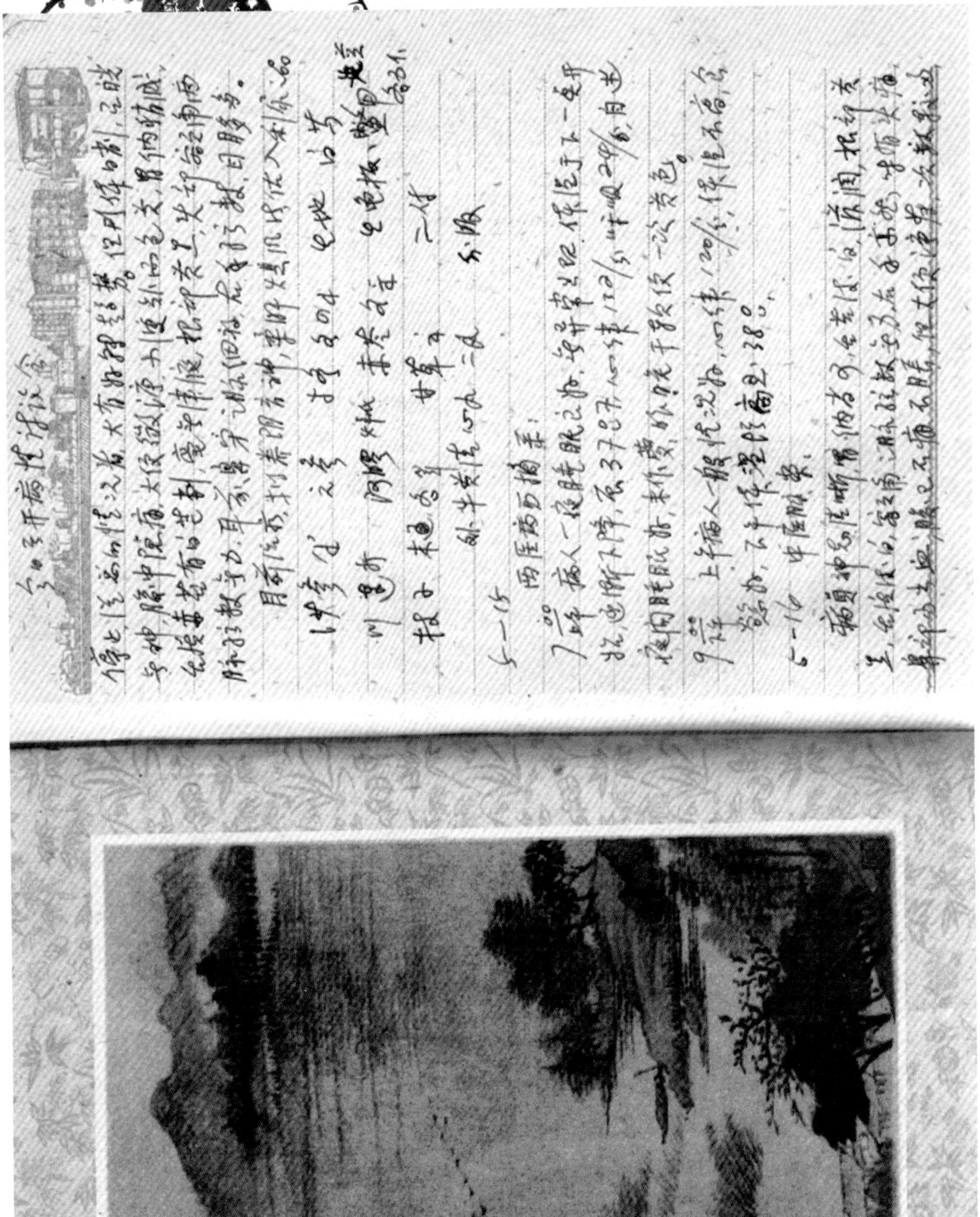

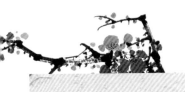

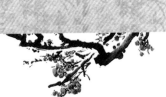

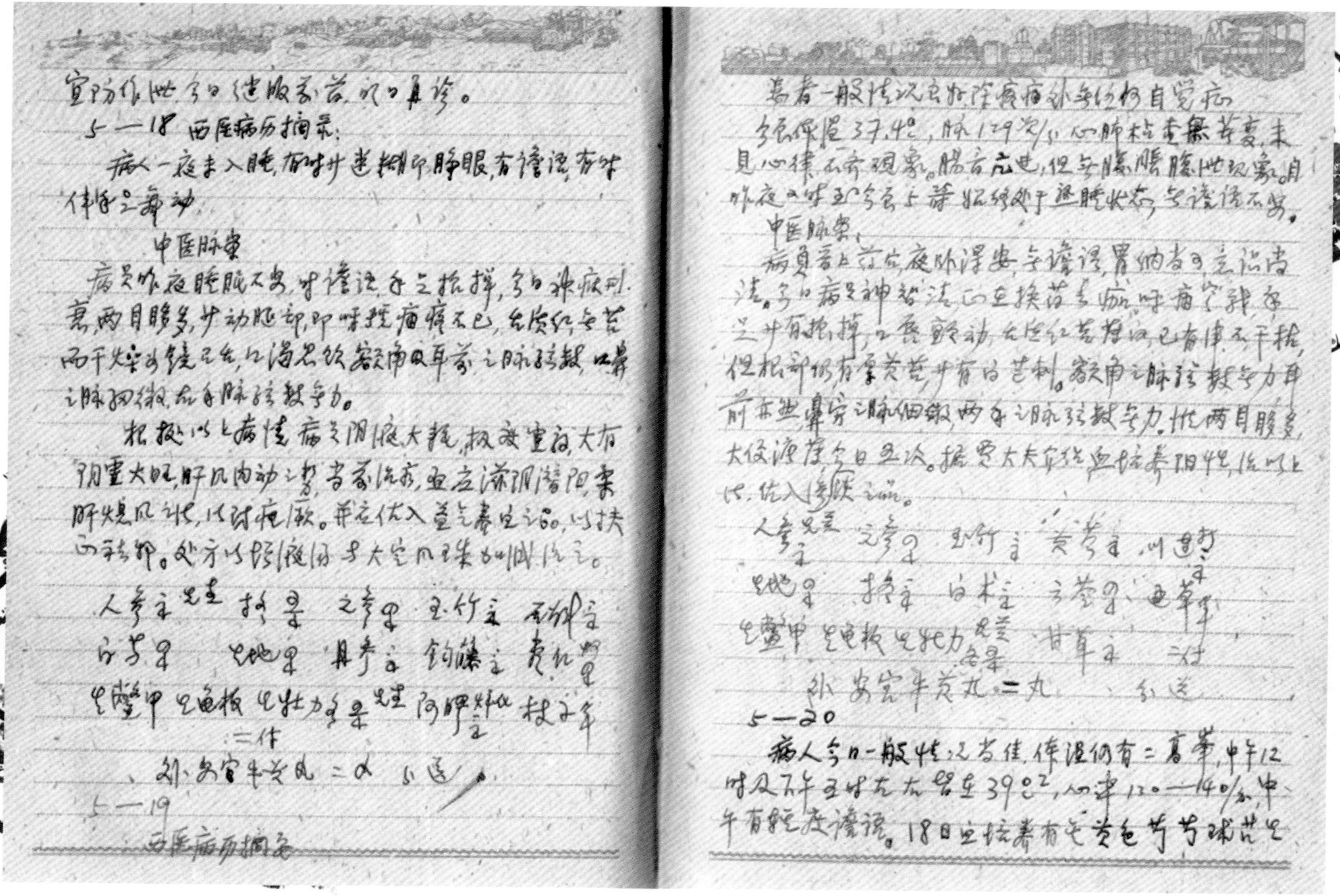

宜防作泄，今日继服前药，明日再诊。

5—18 西医病历摘录：

病人一夜未入睡，有时神迷糊和睁眼，有谵语，有时肢体之舞动。

中医脉案

病员昨夜睡眠不安，时谵语，手足抽搐，今日神疲嗜卧，两目眵多，时动肢部，即呼疼痛难忍，舌质红，无苔而干燥，牙龈已无，口渴思饮，寸关部之脉弦数，以鼻之脉细微，右手脉弦数无力。

根据以上病情，病系阴液大耗，病邪甚深，大有阴虚火旺，肝风内动之势，当前治疗，亟应滋阴潜阳，柔肝熄风，以防痉厥。并应佐入益气养血之品，以扶正祛邪。处方以阿胶鸡子黄汤加减治之。

人参三钱（先煎） 枸杞四钱 元参四钱 玉竹三钱 石斛三钱
白芍四钱 生地四钱 麦冬三钱 钩藤三钱 黄芩四钱
生鳖甲 生龟板 生牡蛎各四钱（先煎） 阿胶三钱（烊化） 鸡子黄
二付

外安宫牛黄丸 二丸 分送

5—19

西医病历摘录

患者一般情况与昨除病痛外无他何自觉症。

今晨体温37.4℃，脉129次/分，心肺检查无异变，未见心律不齐现象。腹有压迹，但无腹胀肠鸣现象。自昨夜4时至今晨上午处于嗜睡状态，无谵语不安。

中医脉案：

病员于前夜较安，无谵语，胃纳尚可，言语清楚。今日病员神智清，下肢换药亦疼时痛觉减，手足不有抽搐，口唇蠕动，舌质红苔薄润，已有津，不干燥，但根部仍有黄苔，并有白苔刺。寸关部之脉弦数无力，尺部亦无鼻之脉细微，右手之脉弦数无力。惟两目眵多，大便溏薄，今日五次。据大夫检验血培养阳性，依以上情况，佐入清之品。

人参三钱（先煎） 元参四钱 玉竹三钱 黄芩三钱 川连二钱
生地四钱 杭芍三钱 白术三钱 云苓四钱 通草二钱
生鳖甲 生龟板 生牡蛎各四钱（先煎） 甘草三钱 二付

外安宫牛黄丸 二丸 分送

5—20

病人今日一般情况尚佳，体温仍有二高峰，中午12时及下午五时左右，各达39℃，心率120—140/分，中午有轻度谵语。18日血培养有金黄色葡萄球菌生

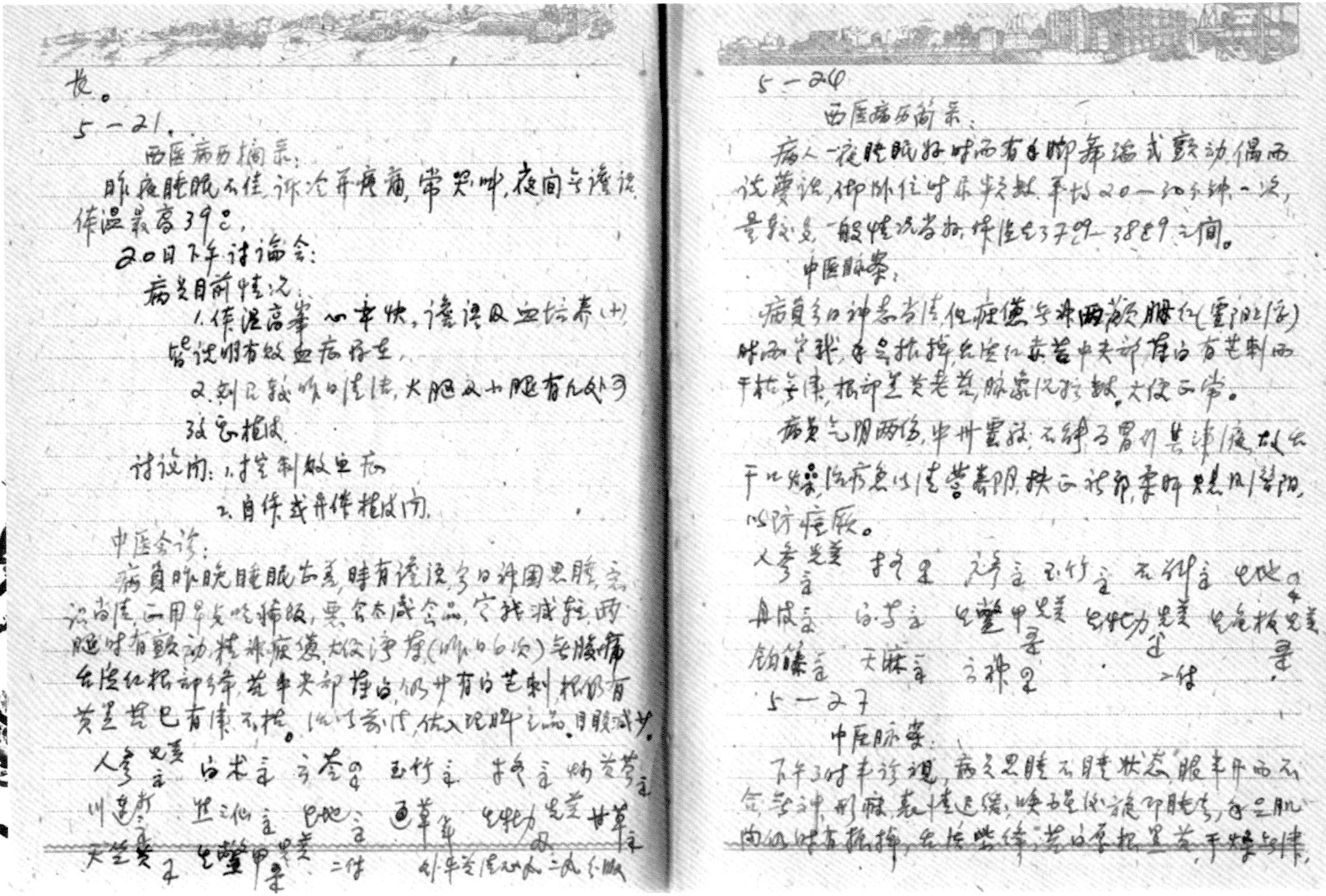
长。

5—21.

西医病历摘录：

昨夜睡眠不佳，诉头部疼痛，常哭叫，夜间有谵语，体温最高39℃。

20日下午讨论会：

病儿目前情况：

1.体温高、脉搏快，谵语及血培养(+)，皆说明有败血症存在。

2.刺皮较明显阳性，大腿及小腿有几处可能植皮。

讨论前：1.控制败血症

2.自体或异体植皮问题。

中医会诊：

病员昨晚睡眠尚差，时有谵语，今日神困思睡，食欲尚佳，今用早点吃稀饭，要食肉咸食品，口干减轻，两腿时有颤动，精神疲惫，大便净厚(昨日6次)，舌胖嫩，舌质红根部绛，苔中央部位白，仍并有白芒刺，根仍有黄黑苔已有津不干。脉仍虚数，依入院时之脉，目眦减少。

人参 先煎 白术 三钱 云苓 四钱 玉竹 三钱 麦冬 三钱 明党参 三钱

川连 黄柏 生地 三钱 通草 一钱 生牡蛎 先煎 甘草 三钱

天竺黄 一钱 生鳖甲 先煎 二付 外用生肌玉红膏

5—24

西医病历摘录：

病人一夜睡眠好，时而有手脚舞蹈或颤动，偶而说梦话，脚趾拘时尿失禁，平均20—30分钟一次，量较多，一般情况尚好，体温在37.2°—38.8°之间。

中医脉案：

病员今日神志尚清，但疲惫无神，两颧潮红(重阳证)，时而呻吟，手足振掉，舌质红赤，苔中央部位白，有芒刺而干枯无津，根部黑黄苔，脉象沉细数，大便正常。

病员气阴两伤，中州虚弱，不能运胃以生津液，故舌干焦燥，治宜急以清营养阴，扶正祛邪，柔肝熄风潜阳，以防痉厥。

人参 先煎 生地 三钱 麦冬 三钱 玉竹 三钱 石斛 三钱 生地 四钱

丹皮 三钱 白芍 三钱 生鳖甲 先煎 生牡蛎 先煎 生龟板 先煎

钩藤 三钱 天麻 三钱 云神 四钱 二付

5—27

中医脉案：

下午3时去诊视，病员思睡不醒状态，眼半开而不合，气弱神形疲惫，表情迟缓，唤醒后能答问，问之胀否，全身肌肉仍时有振掉，舌质紫绛，苔白，根黑苔，干燥无津，

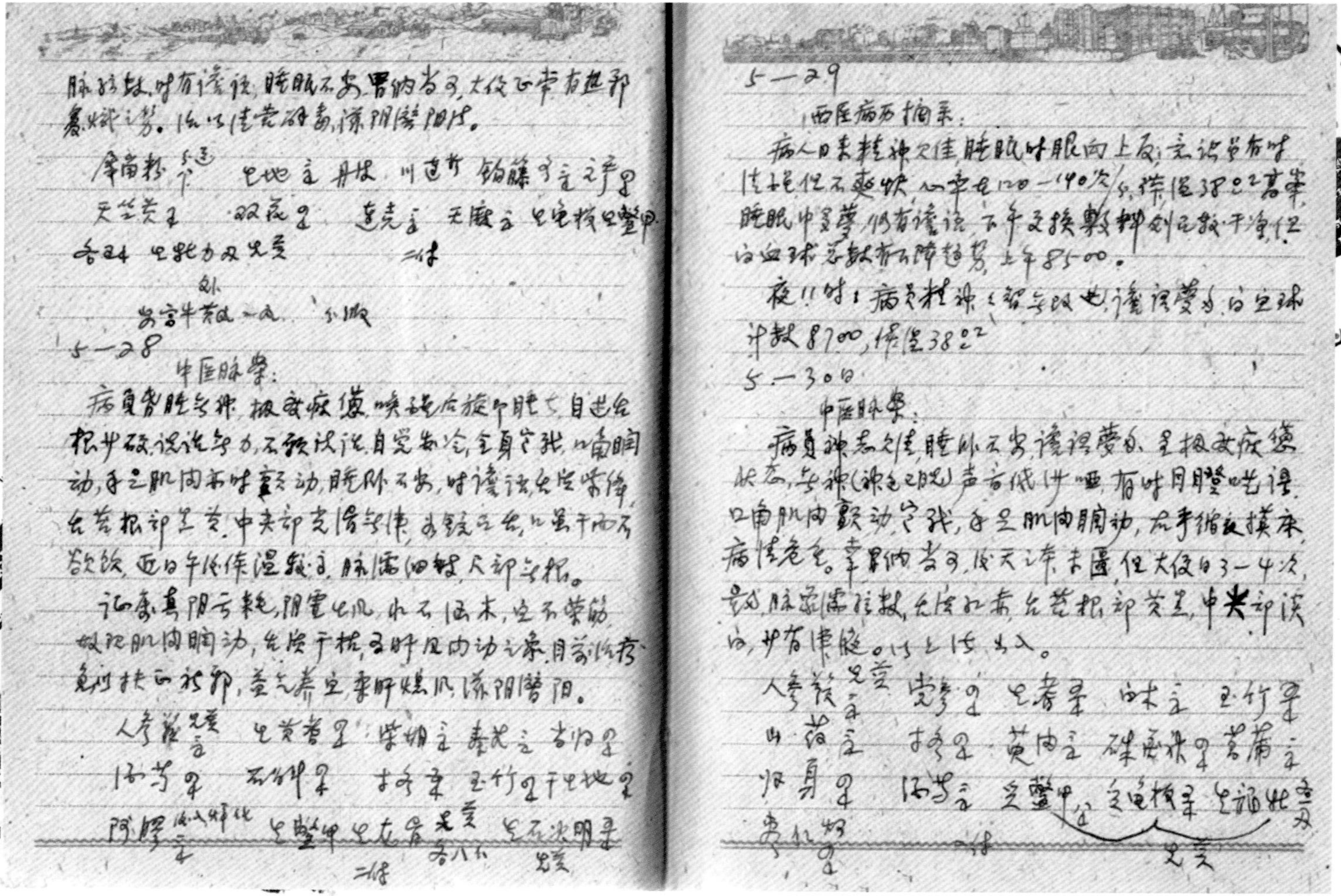

脉弦数，时有谵语，睡眠不安，胃纳尚可，大便正常，有热邪蒙蔽之势。治以清营凉血，滋阴潜阳法。

羚羊角（先下） 生地五钱 丹皮 川连 钩藤 [illegible]
天竺黄 双花 连翘 天麻 生龟板 生鳖甲
各五钱 生牡蛎 先煎 二付

另：安宫牛黄丸 一丸 分服

5—28

中医脉案：

病员昏睡无神，极度疲倦，唤醒后旋即睡去，目无光，眼少神，说话无力，不能成语，自觉畏冷，全身发热，口角瞤动，手足肌肉有时颤动，睡眠不安，时谵语，舌质紫绛，无苔，根部黄，中央部光滑无津，舌头干瘪，口渴而不欲饮，近日午后体温较高，脉濡细数，尺部无根。

证属真阴亏耗，阴虚生风，水不涵木，血不荣筋，故见肌肉瞤动，急慌干枯，乃肝风内动之象。目前治疗急则扶正祛邪，益气养血，柔肝熄风，滋阴潜阳。

人参（先煎） 生黄芪 紫胡 秦艽 当归
白芍 石斛 枸杞 玉竹 干地黄
阿胶（烊化） 生鳖甲 生龙骨 生石决明（先煎） 二付

5—29

西医病历摘录：

病人白天精神欠佳，睡眠时眼向上反，言语尚有时清楚但不爽快，心率在120—140次/分，体温38°C。晚眠中多梦，仍有谵语，下午又换[illegible]，白血球总数有下降趋势，上午8500。

夜11时：病员精神[illegible]，谵语增多，白血球计数8700，体温38°C。

5—30日

中医脉案：

病员神志欠清，睡眠不安，谵语增多，呈极度疲倦状态，无神（神色已脱），声音低微，有时目瞪呆视，口角肌肉颤动发强，手足肌肉瞤动，两手循衣摸床，病情危急。幸胃纳尚可，但大便日三—四次，脉象濡弦数，舌质红赤，无苔，根部黄，中央部淡白，少有津液。

人参（先煎） 党参 生黄芪 白术 玉竹
山药 枸杞 黄肉 磁石 石菖蒲
归身 白芍 生鳖甲 生龟板 生龙牡（先煎）
枣仁 二付

5—31

西医病历摘录：

昨夜烦躁，睡眠不安，四肢颤动，眼睑抽动，梦呓不断，病情变化不大，今系记载如下一次。

中医脉案：

病员病情如昨，无大变化，仍发空空战，肌肉瞤动瘛疭，精神疲困，目闭不睁，肌肉瘦削（6P）呻郑声呓语，神色倦怠，昨夜遗失遗尿了一次，均非佳兆。今日大便次数减少，胶刷黄便，胃气尚存，舌质紫暗，根部黑苔，苔已剥离，少有白苔，中央部表浮无苔，但舌有津液不若干枯，脉象濡细数，不满不见涣，以大定风珠加减并用独参汤固其元气之气。

1. 独参汤——人参 六钱 煎后徐徐喂之，连同参渣服

2. 汤剂：

党参四钱 生白芍五钱 阿胶（化入胶代）三钱 炒枣仁五钱

干地黄五钱 麦冬四钱 石斛三钱 山药五钱

麦冬三钱 炙甘草四钱 生龟板 鳖甲各六钱 生龙骨 生牡蛎各五钱

[illegible] 二付 水煎

6—1

西医病历摘录

昨晚睡眠良好，无谵语及手足抖动，体温在37.9℃，心律仍少快，在135—145次/分，自入睡后颇安静，时而睁目，对周围感觉尚较灵敏，病情稳定，血液三日阴性一般情况稳定。

中医脉案：

昨夜病员睡眠安稳，呼鼾声大作，但呼吸平，无郑声呓语，大便一次，黄软便不稀。

今日病员神志大振，两目有光，惟仍有瘛疭现象，仍随便谈话，少有笑容，腹不胀，胃纳差，舌质少转红润，但仍有紫暗，舌根部黑苔已退，中根部表浮无苔，而有津，脉象濡细数，尺部仍无根。

从以上脉证来看，今日病情已有显著好转，但停留不久，正气已复，但尚未巩固，仍须严密注意之，以防突变。并应在生活范围内尽量让病员多休息，保持安静，使其养神，恢复体力。今日当有参汤未剂，中药一付，续服之，明日再予诊视。

6—2.

西医病历摘录：

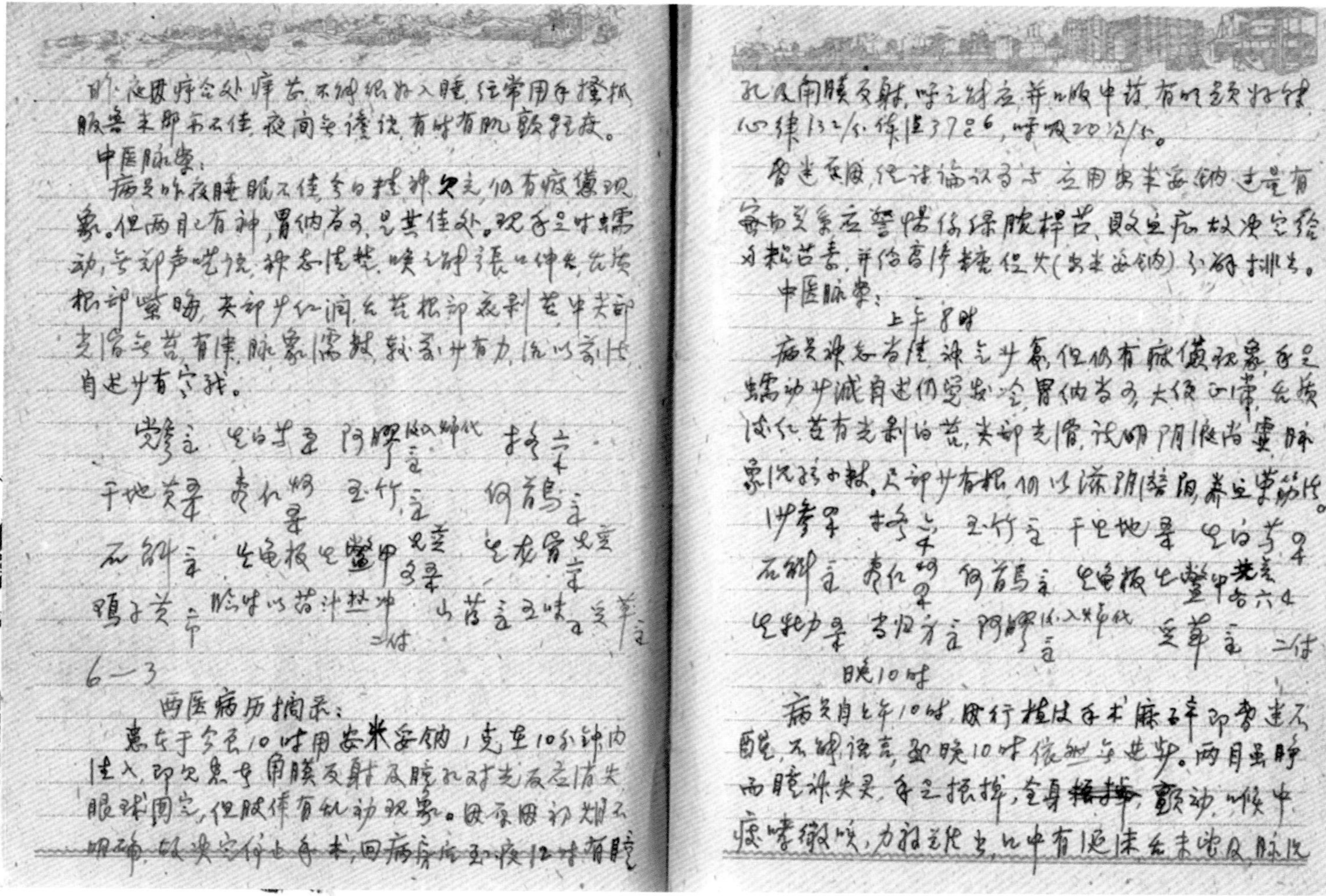
昨夜因伤处痒苦不能很好入睡，经常用手搔抓，服安定后稍好，夜间无谵语，有时有肌颤轻度。

中医脉案：

病员昨夜睡眠不佳，今日精神欠充，仍有痉厥现象。但两目已有神，胃纳尚可，是其佳处。现手足时蠕动，气郁声嘶呛，神态清楚，唤之能张口伸舌，舌质根部紫暗，尖部少红润，舌苔根部厚剥，苔中尖部光滑无苔，有津，脉象濡数，数象少有力，仍以前法，自述少有宁我。

党参三钱 生白芍五钱 阿胶(化冲)三钱 杞子六钱

干地黄一两 枣仁(炒)一两 玉竹三钱 何首乌六钱

石斛三钱 生龟板 生鳖甲(先煎)各一两 生龙骨(先煎)一两

鸡子黄二个(临时以药汁热冲) 山药三钱 五味子二钱 炙甘草三钱 二付

6—3

西医病历摘录：

患者于今晨10时用安米妥钠1支，在10分钟内注入，即见患者角膜反射及瞳孔对光反应消失，眼球固定，但肢体有肌动现象。因家属初期不同意，故决定停止手术，回病房后至夜12时有瞳孔及角膜反射，呼之能应，并服中药，有时出现烦躁，心律132/分，体温37度6，呼吸20次/分。

会诊后经讨论认为：应用安米妥钠过量有害，尤其是在严格保肝措施，肝功受损，故决定给予对症治疗，并继续密切观察（安米妥钠）以待排出。

中医脉案：

上午8时

病员神志尚清，神气少衰，但仍有痉厥现象，手足蠕动少减，自述仍觉热，胃纳尚可，大便正常，舌质淡红，苔有光剥白苔，尖部光滑，说明阴液尚虚，脉象沉弦小数，尺部少有根，仍以滋阴潜阳，养血息风法。

沙参一两 杞子六钱 玉竹三钱 干生地一两 生白芍五钱

石斛三钱 枣仁(炒)一两 何首乌三钱 生龟板 生鳖甲(先煎)各六钱

生牡蛎一两 当归身三钱 阿胶(以入药化)三钱 炙甘草三钱 二付

晚10时

病员自上午10时做行植皮手术麻醉后即昏迷不醒，不能语言，至晚10时仍然无进步。两目虽睁而瞳孔失灵，手足振掉，全身~~抽搐~~颤动，喉中痰嗜微咳，力弱无化出，口中有涎沫，舌未见，脉沉

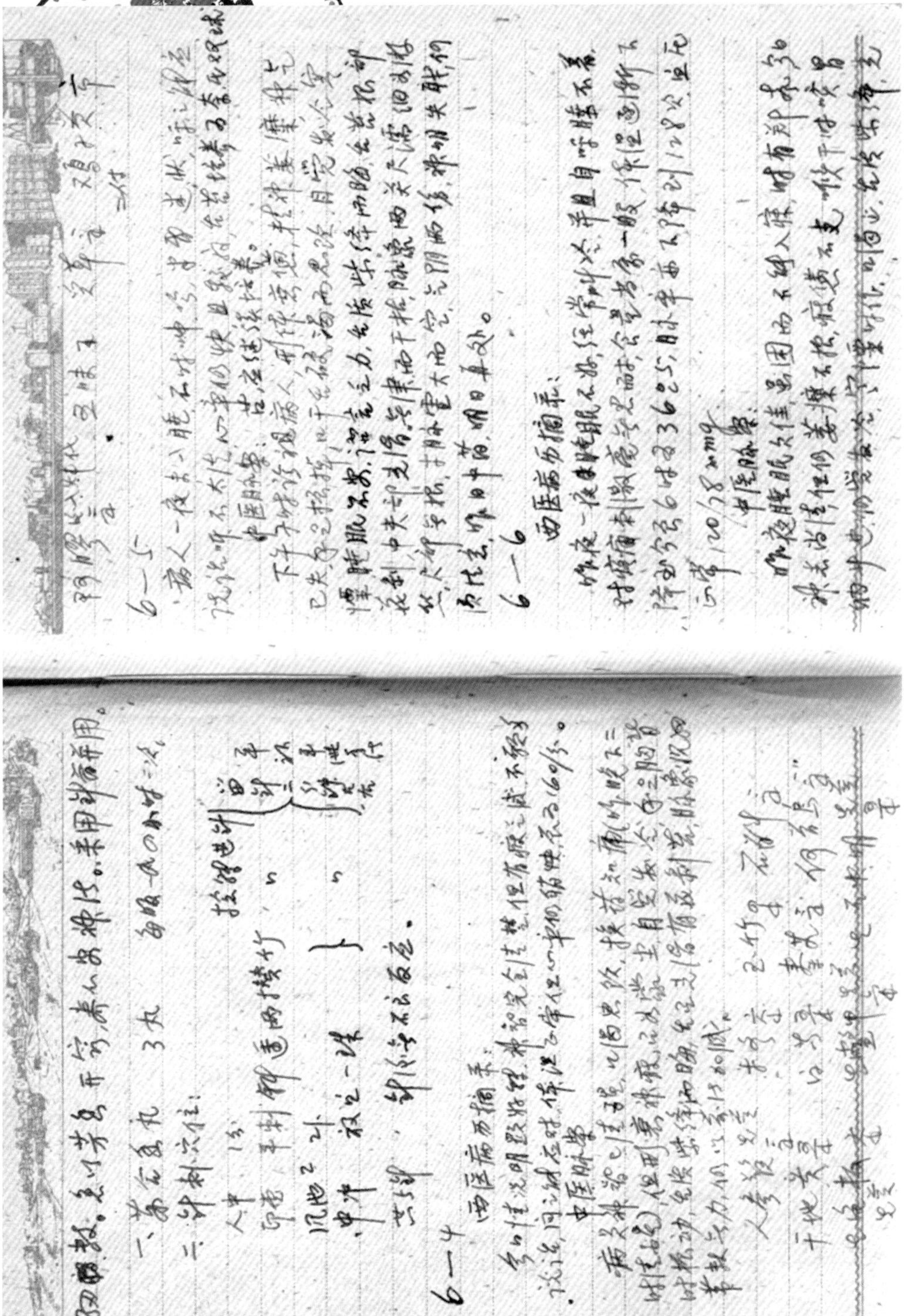

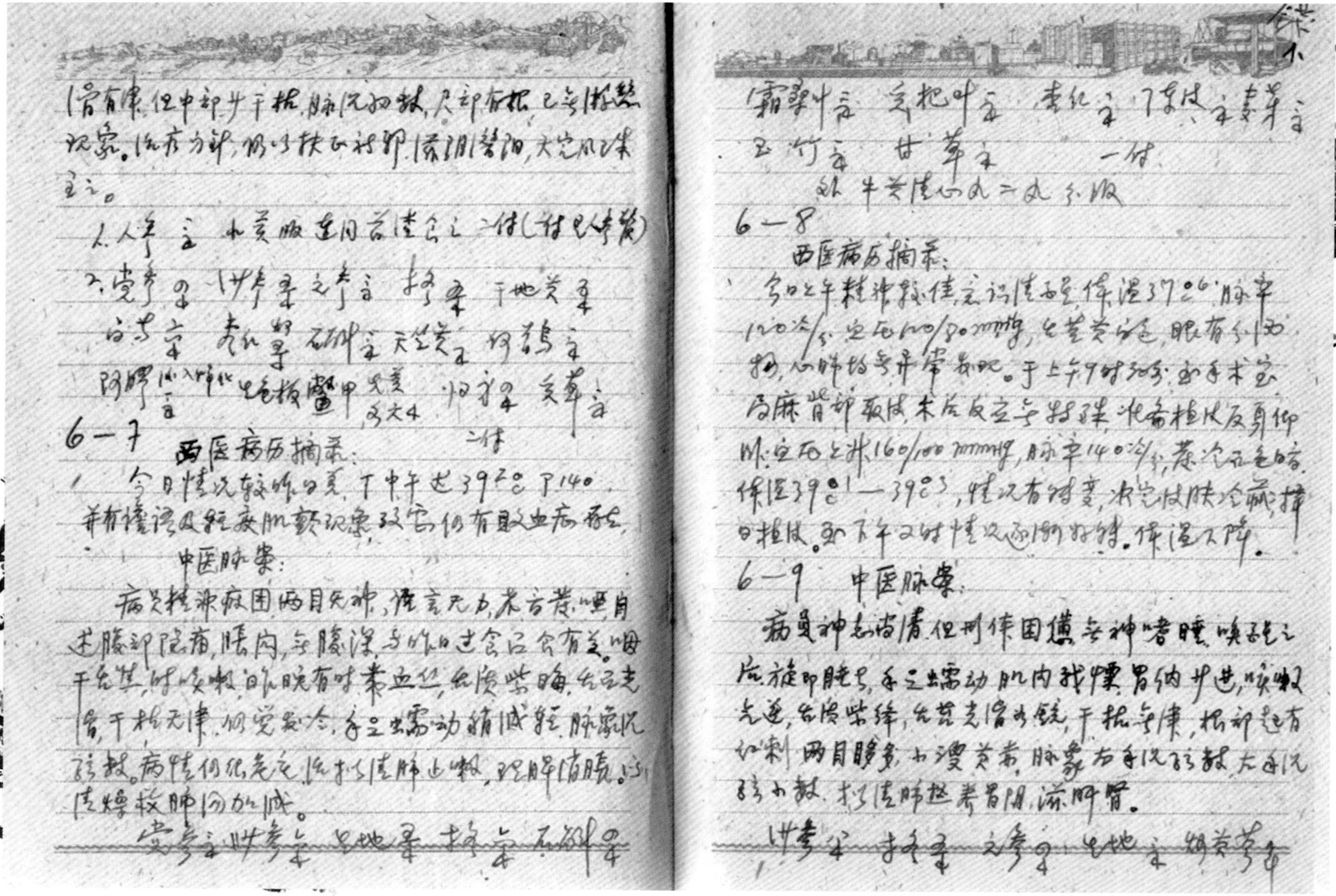

胃有压痛，但中部少下按，脉沉细数，尺部有根，已无搏数现象。治疗方针，仍以扶正祛邪，清肺滋阴，大定风珠主之。

1. 人参 三钱 水煎服 兑用前汤合之 二付（另包参煎）

2. 党参 四钱 北沙参 五钱 生牡蛎 一两 干地黄 五钱
白芍 三钱 炙龟板 五钱 石斛 三钱 天冬 三钱 炙鳖甲 三钱
阿胶 四钱（烊化冲服） 鸡子黄 一枚 五味子 [illegible] 炙甘草 三钱
二付

6—7 西医病历摘录：

今日情况较昨日差，下午体温39.2℃，P140，并有谵语及轻度肌颤现象，又发现有鼻衄出血倾向。

中医脉案：

病员精神疲困，两目失神，语言无力，舌苔黄燥，自述腹部隐痛，胀闷，无腹泻，自昨日进食后仍有恶心，咽干欲饮，时咳嗽，昨晚有时带血丝，舌质紫暗，舌苔老黄，干枯无津，仍觉发冷，手足蠕动稍减轻，脉象沉弦数。病情仍很危急，治以清肺止嗽，理肺滋肾，以清燥救肺汤加减。

党参 四钱 北沙参 五钱 生地 五钱 桔梗 五钱 石斛 五钱

霜桑叶 三钱 枇杷叶 四钱 麦冬 三钱 川贝 三钱 杏仁 三钱
玉竹 三钱 甘草 三钱 一付
外 牛黄清心丸 二丸 分服

6—8 西医病历摘录：

今日上午精神较佳，无谵语，体温37.6℃，脉率120次/分，血压120/80mmHg，自觉头痛，眼有小血点，心肺检查无异常发现。于上午9时30分去手术室，局麻背部取皮，术后发生寒战，恶心，血压上升160/100mmHg，脉率140次/分，意识不清，体温39.1℃—39.3℃，情况有时变，四肢皮肤冷厥，指甲发紫。至下午5时情况好转，体温下降。

6—9 中医脉案：

病员神志尚清，但精神困倦，安神嗜睡，唤醒之后旋即睡去，手足蠕动，肌肉颤动，胃纳少进，咳嗽气逆，舌质紫绛，舌苔黄焦而干，干枯无津，根部起有红刺，两目朦，小便黄赤，脉象右手沉弦数，左手沉弦小数。治以清肺热，养胃阴，滋肾阴。

北沙参 四钱 麦冬 三钱 玄参 四钱 生地 五钱 胡黄连 三钱

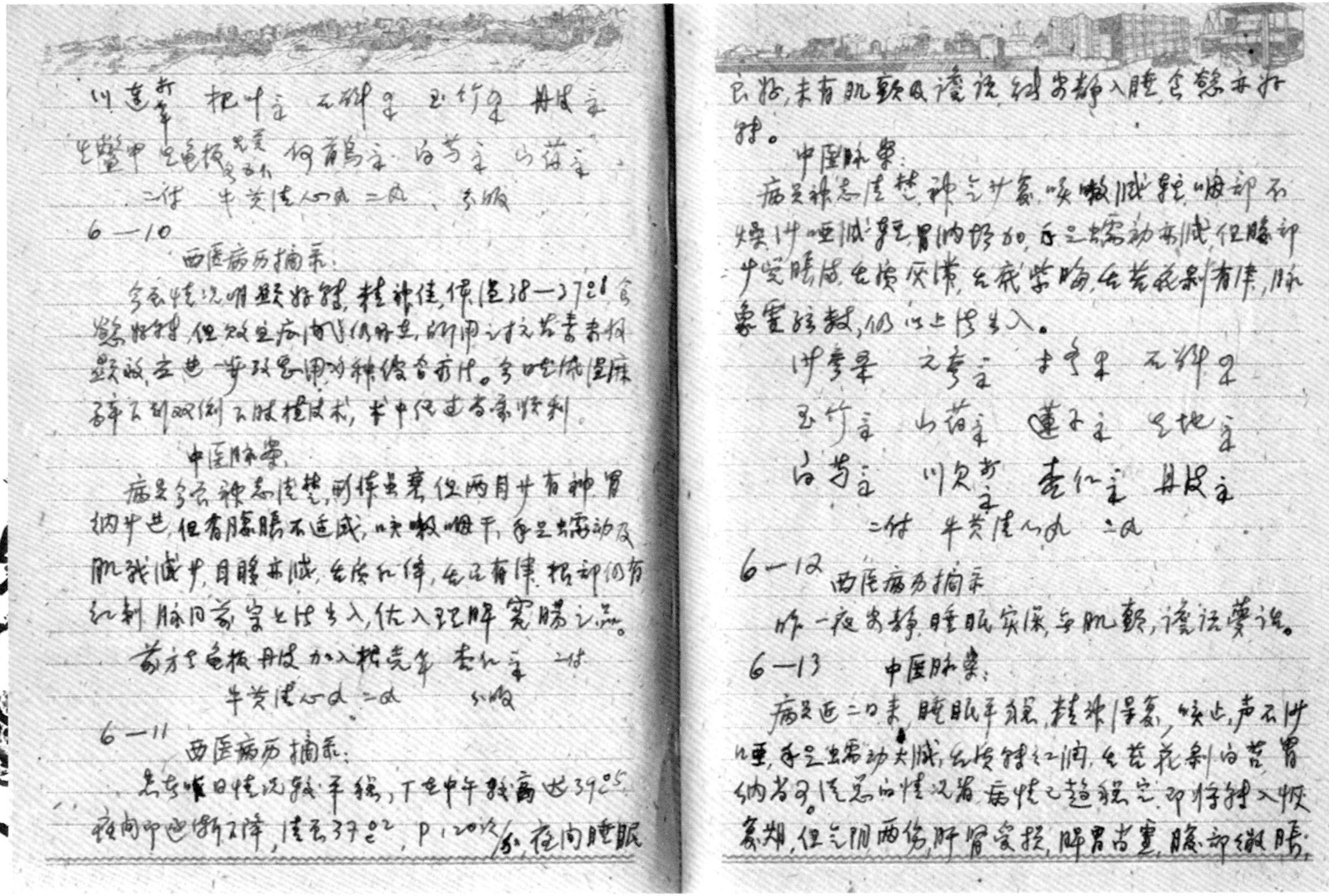

川连 钱 枇杷叶3钱 石斛5钱 玉竹5钱 丹皮3钱
生鳖甲 生龟板 各5钱 何首乌3钱 白芍3钱 山药3钱
二付 牛黄清心丸 二丸 分服

6—10
西医病历摘录：
今天情况明显好转，精神佳，体温38—37°C，食欲好转，但仍有左[illegible]，胸用X线片示[illegible]显效，在进一步观察用药精神合并用。今日会诊[illegible]下肢[illegible]，术中经过尚属顺利。

中医脉案：
病员今天神志清楚，两便正常，两目少有神，胃纳少些，但有胸胁不适感，咳嗽咽干，手足蠕动及肌张减少，目眵亦减，舌质红绛，舌正有津，根部仍有红刺，脉同前，守上法出入，佐入理脾宽肠之品。
前方去龟板 丹皮 加入枳壳 钱 杏仁3钱 二付
牛黄清心丸 二丸 分服

6—11
西医病历摘录：
患者昨日情况较平稳，下午中午体温高达39°C，夜间中逐渐下降，体温37°C，P 120次/分，夜间睡眠良好，未有肌颤及谵语，很安静入睡，食欲尚好。

中医脉案：
病员神志清楚，神气少衰，咳嗽减轻，咽部不燥，少咽减轻，胃纳好些，手足蠕动亦减，但胸部少觉胀满，大便灰滞，舌体紫暗，舌苔花剥有津，脉象虚弦数，仍以上方出入。
沙参3钱 元参3钱 寸冬3钱 石斛5钱
玉竹3钱 山药3钱 莲子3钱 生地3钱
白芍3钱 川贝母3钱 杏仁3钱 丹皮3钱
二付 牛黄清心丸 二丸

6—12 西医病历摘录
昨一夜安静，睡眠实深，无肌颤，谵语梦语。

6—13 中医脉案：
病员近二日来，睡眠平稳，精神爽，咳止，声不嘶哑，手足蠕动大减，舌质绛红润，舌苔花剥白苔，胃纳尚可，从总的情况看，病情已趋稳定，即将转入恢复期，但气阴两伤，肝肾受损，脾胃尚虚，腹部微胀，

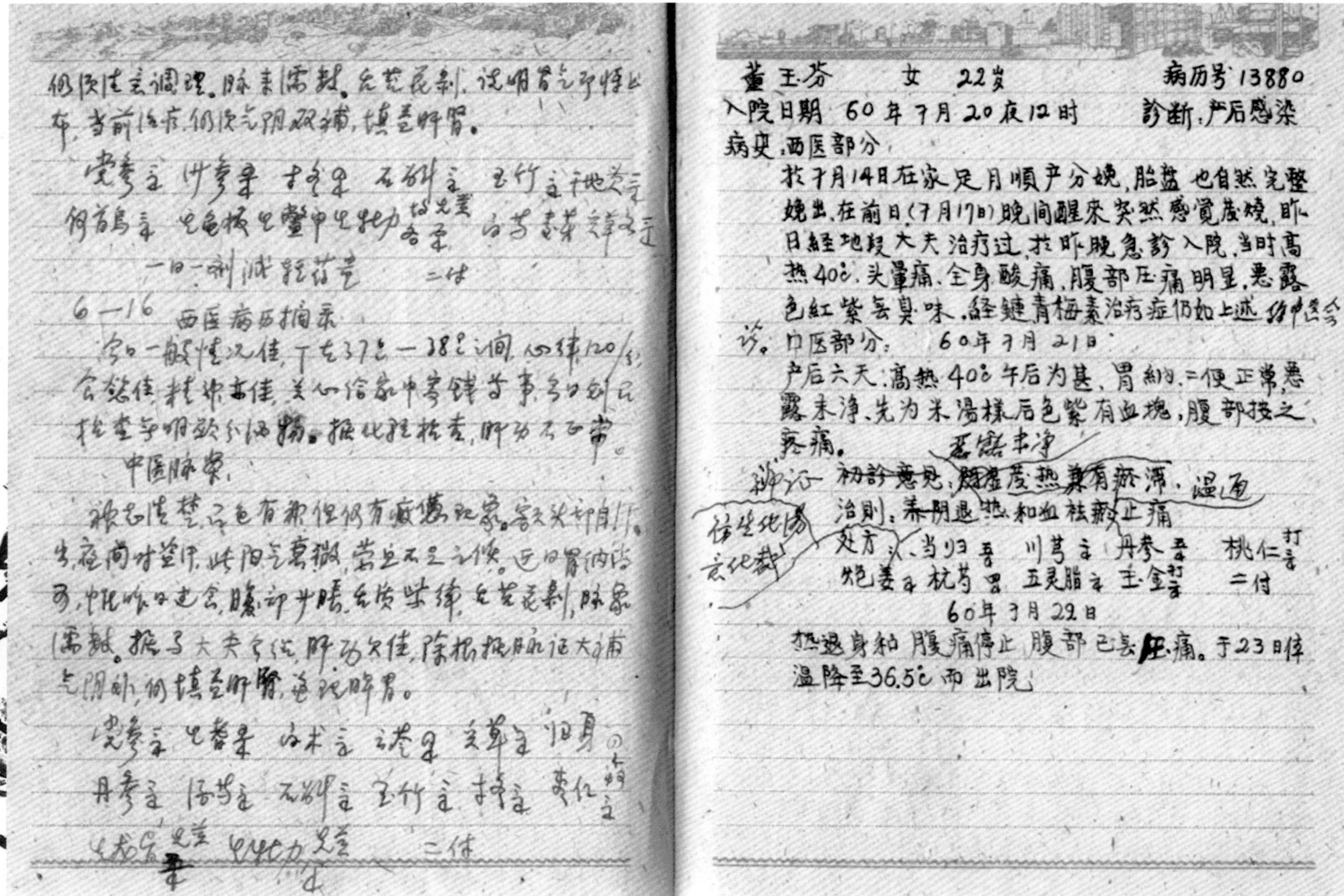
仍须注意调理。脉未濡数，舌苔花剥，说明胃气亦未恢复，当前治疗仍须气阴双补，填益脾胃。

党参三 沙参四 [illegible] 石斛三 玉竹三 [illegible]
何首乌三 [illegible] 鳖甲 [illegible] [illegible]

一日一剂 [illegible] 二付

6—16 西医病历摘录

[illegible]一般情况佳，T在37°—38°之间，心律120/分，食欲佳，精神亦佳，关心给家中寄钱等事。[illegible]

中医脉案：

[illegible]

[illegible]

党参三 [illegible] 白术三 [illegible] 甘草三 归身[illegible]
丹参三 [illegible] 石斛三 玉竹三 [illegible] [illegible]
[illegible] 二付

董玉芬　　女　22岁　　　病历号13880

入院日期　60年7月20夜12时　　　診断：产后感染

病史：西医部分

于7月14日在家足月顺产分娩，胎盘也自然完整娩出，在前日（7月17日）晚间醒來突然感覺发烧，昨日經地段大夫治疗过，于昨晚急診入院，当时高热40°，头暈痛、全身酸痛，腹部压痛明显，恶露色紅紫氣臭味，經鏈青梅素治疗症仍如上述[illegible]

诊。中医部分：　60年7月21日

产后六天，高热40°午后为甚，胃纳、二便正常，恶露未净，先为米湯様后色紫有血塊，腹部按之疼痛。

~~初診意見~~：恶露未净，~~阴虚~~发热~~兼~~有瘀滞，温通

辨证 治则：~~养阴~~退热和血祛瘀止痛

活血化瘀 处方：当归三 川芎三 丹参三 桃仁打三

去化裁 炮姜三 杭芍四 五灵脂三 玉金打三 二付

60年7月22日

热退身和，腹痛停止，腹部已无压痛。于23日体温降至36.5°而出院。

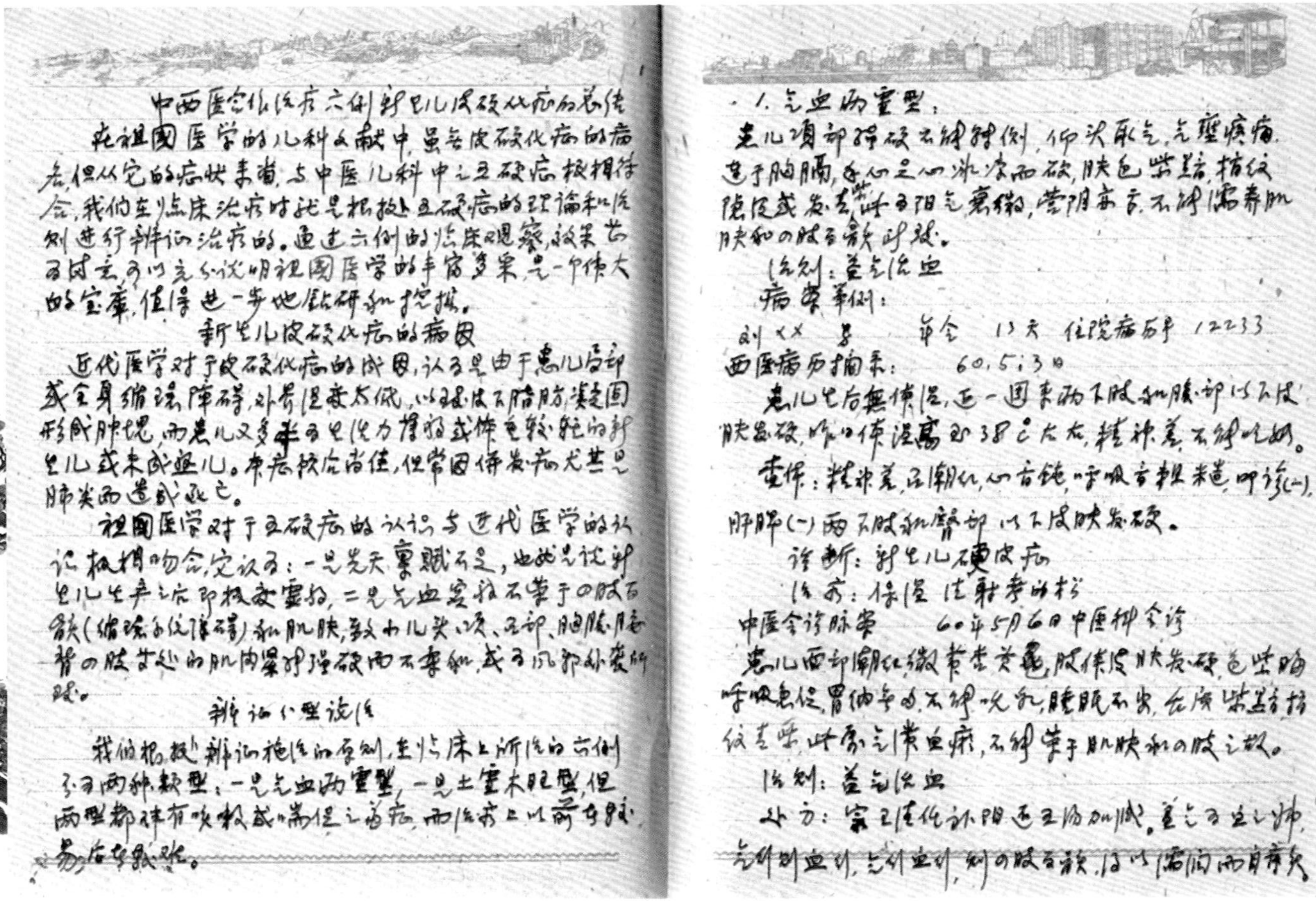

中西医合作治疗六例新生儿皮硬化症的总结

在祖国医学的儿科文献中，虽无皮硬化症的病名，但从它的症状来看，与中医儿科中之五硬症极相符合，我们在临床治疗时就是根据五硬症的理论和法则进行辨证治疗的。通过六例的临床观察，效果尚属满意，可以充分说明祖国医学的丰富多采，是一个伟大的宝库，值得进一步地钻研和挖掘。

新生儿皮硬化症的病因

近代医学对于皮硬化症的成因，认为是由于患儿局部或全身循环障碍，外界温度太低，以致皮下脂肪凝固形成肿块，而患儿又多半为生活力薄弱或体重较轻的新生儿或未成熟儿。本病预后尚佳，但常因併发症尤其是肺炎而造成死亡。

祖国医学对于五硬症的认识与近代医学的认识极相吻合，它认为：一是先天禀赋不足，也就是说新生儿生产后即极度虚弱，二是气血虚弱不荣于四肢百骸（循环系统障碍）和肌肤，致小儿头项、五部、胸腹腰背四肢等处的肌肉强硬而不柔和，或为风邪外袭所致。

辨证分型论治

我们根据辨证施治的原则，在临床上所治的六例可分两种类型：一是气血两虚型，一是土虚木旺型，但两型都伴有咳嗽或喘促之并症，而治疗上以前者较易后者较难。

1. 气血两虚型：

患儿项部强硬不能转侧，仰头取气，气壅疼痛，连于胸膈，手心足心冰冷而硬，肤色紫黯，指纹隐伏或淡青，此为阳气虚微，营阴亦亏，不能濡养肌肤和四肢百骸所致。

治则：益气活血

病案举例：

刘×× 男 年令 13天 住院病历号 12233

西医病历摘录： 60.5.3日

患儿生后无体温，近一周来两下肢和腰部以下皮肤发硬，体温高至38°C左右，精神差，不能吮奶。

查体：精神差，口唇潮红，心音钝，呼吸音粗糙，啰音(-)，肝脾(-)，两下肢和臀部以下皮肤发硬。

诊断：新生儿硬皮症

治疗：保温、注射青霉素

中医会诊脉案 60年5月6日中医科会诊

患儿面部潮红，微带黄色，腹部皮肤发硬，色紫暗，呼吸急促，胃纳不振，不能吮乳，睡眠不安，舌质紫黯，指纹青紫，此属气滞血瘀，不能荣于肌肤和四肢之故。

治则：益气活血

处方：宗王清任补阳还五汤加减。盖气为血之帅，气行则血行，气升血升，则四肢百骸得以濡润而自柔软。

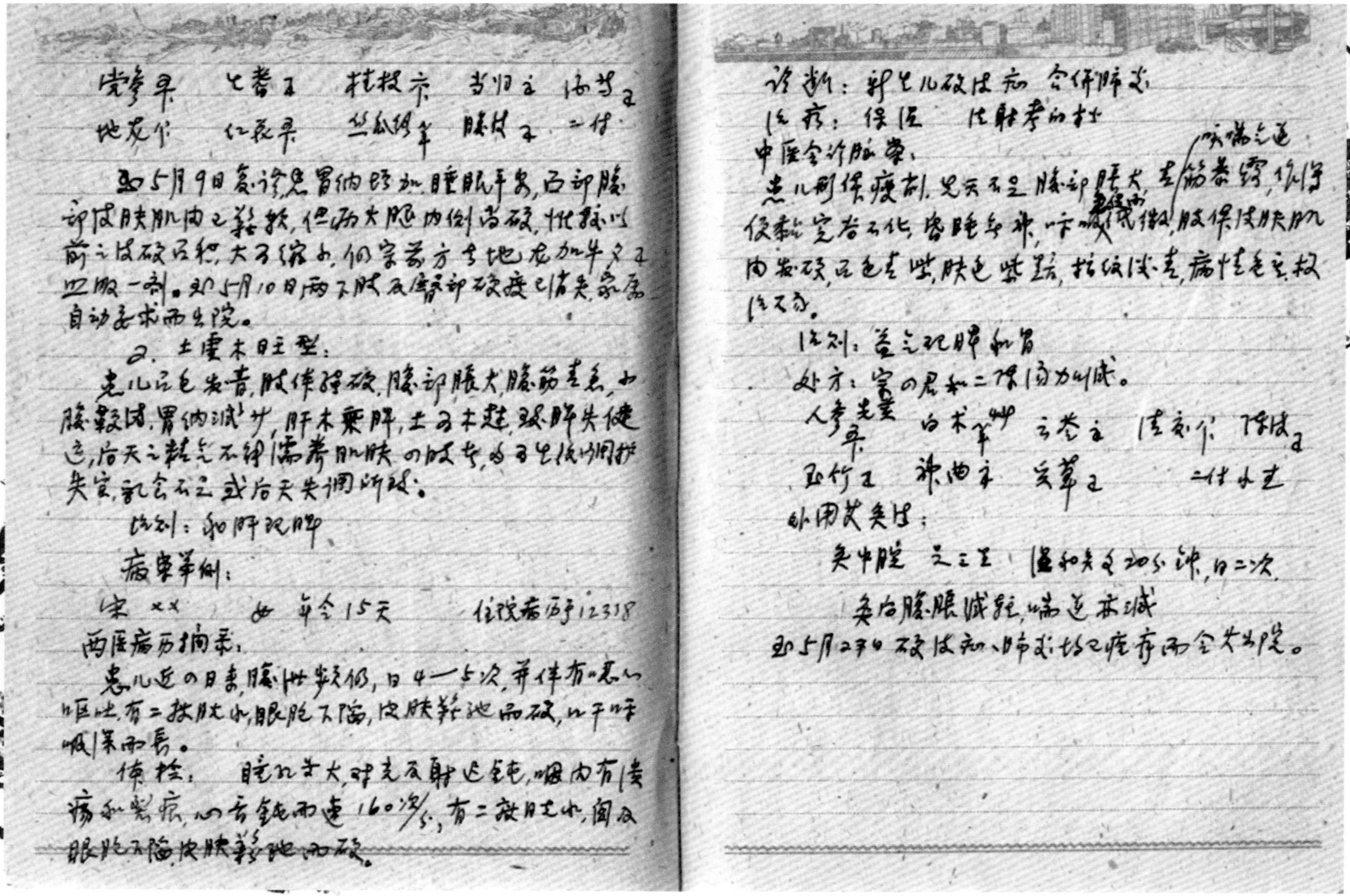
党参果 七耆王 桂枝六 当归主 白芍王
地龙个 红枣果 丝瓜络半 腺皮王 二付

至5月9日复诊，患儿胃纳增加，睡眠平安，右部腹部皮肤肌肉之软软，但两大腿内侧尚破，比较以前之皮破面积大为缩小，仍宗前方去地龙加牛叉王，四服一剂。至5月10日两下肢及臀部破疾已消失，家属自动要求而出院。

2. 土虚木旺型：

患儿面色发青，肢体褶破，腹部胀大，腹筋青暴，小腹鼓闷，胃纳减少，肝木乘脾，土为木乘，致脾失健运，后天之精气不能濡养肌肤，此乃由于先天护理失宜，乳食不节或后天失调所致。

治则：和肝理脾

病案举例：

宋×× 女 年令15天 住院病历号12318

西医病历摘录：

患儿近四日来腹泻频繁，日4—5次，并伴有恶心呕吐，有二度脱水，眼眶下陷，皮肤松弛而破，以手呼吸深而长。

体检：瞳孔等大，对光反射迟钝，咽内有溃疡和紫痕，心音钝而速160次/分，有二度脱水，囟及眼眶下陷，皮肤松弛而破。

诊断：新生儿皮肤破溃 合併肺炎

治疗：保温 注射青霉素

中医会诊脉案：

患儿形体瘦削，先天不足，腹部胀大，青筋暴露，以喘之逆，作泻便黏完谷不化，昏睡无神，呼吸微微，肢体皮肤肌肉发破，面色青紫，肤色紫黯，指纹淡青，病情危重极注意。

治则：益气理脾和胃

处方：宗四君和二陈汤加减。

人参先煎果 白术半 云苓主 陈皮个 半夏王

玉竹王 神曲主 炙草王 二付水煎

外用艾灸法：

灸中脘 足三里 温和灸5—10分钟，日二次。

灸后腹胀减轻，喘逆亦减

至5月27日皮肤破溃、肺炎均已痊愈而全愈出院。

58检